உங்களுக்கு
மாரடைப்போ
மூளைத்தாக்கோ
ஏற்படாமலிருக்க
8 வழிகள்

மேயே கிளினிக்

உங்களுக்கு மாரடைப்போ மூளைத்தாக்கோ ஏற்படாமலிருக்க 8 வழிகள்

தமிழில்

டி.கே. ரகுநாதன்

மீள்பார்வை

அடையாளம் பதிப்புக்குழு

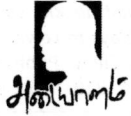

முதல் பதிப்பு 2015

© மேயோ கிளினிக், © தமிழ் மொழிபெயர்ப்பு: அடையாளம்

வெளியீடு: அடையாளம், 1205/1 கருப்பூர் சாலை, புத்தாநத்தம் 621310, திருச்சி மாவட்டம், தமிழ்நாடு, இந்தியா. தொலைபேசி: (+91) 04332 273444.

'நலவாழ்வு எல்லாருக்கும்' எனும் முத்திரை உடல்நலக் கல்விக்கான அடையாளத்தின் வெளியீடுகளைக் குறிக்கும். இவ்வரிசையில் வெளிவரும் தரமான மருத்துவ நூல்கள் குறைந்த விலையில் வழங்கப்படுகின்றன. எனவே இவ்வரிசை நூல்களை வாங்குவது மேலும் பல தரமான மருத்துவ நூல்களைக் கொண்டுவருவதற்கு உதவும். அதிகமான படிகள் வாங்கிப் பரவலாக்க விரும்புவோருக்குச் சிறப்புக் கழிவு உண்டு.

இந்நூல் மேயோ கிளினிக்கின் 8 வேய்ஸ் டு லோயர் யுவர் ரிஸ்க் ஆஃப் ஏ ஹார்ட் அட்டாக் ஆர் ஸ்ட்ரோக் என்னும் ஆங்கில நூலின் தமிழாக்கமாகும். மொழிபெயர்ப்பின் துல்லியத் தன்மைக்குப் பதிப்பாளரே பொறுப்பாவார். இதற்கான மொழிபெயர்ப்பு உரிமையை மேயோ கிளினிக் (அமெரிக்கா) அடையாளத்திற்கு வழங்கியுள்ளது.

நூல் வடிவம்: த பாபிரஸ், அச்சாக்கம்: அடையாளம் பிரஸ், இந்தியா

ISBN: 978 81 7720 122 2

விலை: ₹ 50

---

unkalukku maarataippo moolaitthaakko earpataamalirukka 8 vazhikal is the Tamil translation of *8 Ways to Lower Your Risk of a Heart Attack or Stroke* in English by Mayo Clinic, Published by Adaiyaalam, 1205/1 Karupur Salai, Puthanatham 621310, India, email: info@adaiyaalam.net

பொருளடக்கம்

உங்களுடைய வாழ்க்கைமுறையை மாற்றிக் கொள்வதற்கான நேரம் வந்துவிட்டது

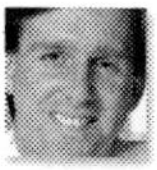

உத்தி 1:
   புகைபிடிக்காதீர் 9

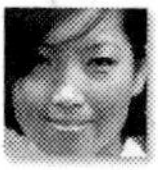

உத்தி 2:
   கொழுப்பையும் கொலஸ்டிராலையும்
   கட்டுப்படுத்துங்கள் 20

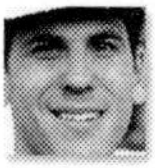

உத்தி 3:
   அன்றாடம் உடற்பயிற்சி செய்யுங்கள் .. 32

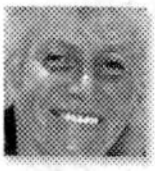

உத்தி 4:
   ஆரோக்கியமான உடல் எடையைப்
   பராமரியுங்கள் 40

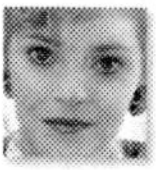

உத்தி 5:
   நார்ச்சத்துள்ள உணவை அதிகம்
   உண்ணுங்கள் 51

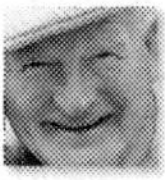

உத்தி 6:
   ஆன்டியாக்சிடண்டு நிறைந்த
   உணவுகளை அதிகம் உண்ணுங்கள் 57

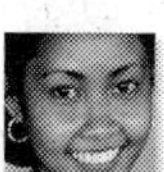

உத்தி 7:
   உங்கள் இரத்த அழுத்தத்தைக்
   கண்காணியுங்கள் 63

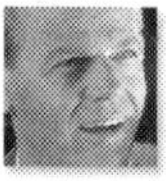

உத்தி 8:
   மன அழுத்தத்தைக் கட்டுக்குள்
   வைத்திருங்கள் 68

உங்களுக்கு மாரடைப்பைபோ மூளைத்தாக்கோ ஏற்படாமலிருக்க 8 வழிகள்

உங்களுடைய வாழ்க்கைமுறையை மாற்றிக்கொள்வதற்கான நேரம் வந்துவிட்டது

உங்கள் இதயத்துக்கு இரத்தத்தை எடுத்துச் செல்லும் நாளங்கள் குறுகுவதே 'இதயநாள நோய்' ஆகும். இந்த நாளங்களில் ஏதாவது ஒன்றில் அடைப்பு ஏற்படும்போது உங்களுக்கு மாரடைப்பு ஏற்படுகிறது – பொதுவாக ஒரு இரத்த உறைவுக் கட்டியால் – அதாவது உங்களுடைய இதயத்துக்கு செல்ல வேண்டிய ஆக்சிஜனும் ஊட்டச் சத்துகளும் தடைபடுவதால் ஏற்படுகிறது. பொதுவாகக் காணப்படும் மற்றொரு பயங்கரமான இதயநாள நோய் 'மூளைத்தாக்கு.' மூளைக்குச் செல்லும் இரத்த ஓட்டம் தடைபடுவதால் இது நிகழ்கிறது. உங்களுடைய மூளைக்கு ஆக்சிஜனையும் ஊட்டச்சத்துகளையும் சுமந்து செல்லும் நாளங்களில் தடையோ உடைவோ ஏற்படுவதால் இரத்த ஓட்டத்தில் தடை உண்டாகிறது.

நாளம் கடினமாதல் (அதிரோஸ்கிளிரோசிஸ்)

உங்களுடைய இரத்தத்தில் அதிகமான கொலஸ்டிரால் இருக்கும்போது, கொலஸ்டிரால் உள்ள கொழுப்புப்படிவுகள் இதய நாளங்களில் படியத் தொடங்குகிறது. இந்தச் செயல்பாடே 'நாளம் கடினமாதல் (அதிரோஸ்கிளிரோசிஸ்)' என்று அழைக்கப்படுகிறது. இந்தப் படிவின் அளவு அதிகரிக்கும் போது, இதய நாளங்களின் விட்டம் குறைந்து இயல்பான இரத்த ஓட்டம் குறையத் தொடங்குகிறது. இரத்த ஓட்டம் குறைவது உங்களுக்கு மாரடைப்போ மூளைத்தாக்கோ ஏற்படக்கூடிய அபாயத்திற்கு ஆளாக்குகிறது.

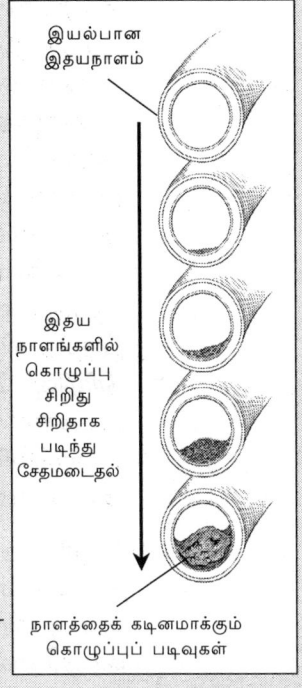

இயல்பான இதயநாளம்

இதய நாளங்களில் கொழுப்பு சிறிது சிறிதாக படிந்து சேதமடைதல்

நாளத்தைக் கடினமாக்கும் கொழுப்புப் படிவுகள்

உங்களுக்கு 'நாளம் கடினமாதல்' அபாயத்தைச் சில நலக்குறைவு நிலைகள் அதிகரிக்கின்றன. அதில் இரத்த மிகை அழுத்தம், உயர் கொலஸ்டிரால் அளவுகள் (ஹைபர்லிபிடிமியா), நீரிழிவு போன்றவையும் அடங்கும். புகைபிடித்தலும் ஒரு வலுவான அபாயக் காரணி. இந்தக் குறுநூலில் கூறப்பட்டுள்ள பல உத்திகள், நாளம் கடினமாதல் அபாயத்தை உங்களுக்கு குறைப்பதற்கு உதவும்.

இருப்பினும், ஆரோக்கியமான வாழ்க்கைமுறையை எப்படி மேம்படுத்தலாம் என்பதையும் சில வேளைகளில், இதயநாள நோயையும் மூளைத்தாக்கையும் உருவாக்கும் குறிப்பிடத்தக்க காரணிகளை முழுமையாக நீக்க முடியும் என்பதையும் அண்மைக்கால ஆய்வுகள் தொடர்ந்து சுட்டிக்காட்டி வருகின்றன. இந்த ஆபத்தான காரணிகளில் புகைபிடித்தல், இரத்த மிகை அழுத்தம், உடல்பருமன், நீரிழிவு, தேவைக்கு அதிகமான அளவில் உடலில் காணப்படும் கொலஸ்டிரால், டிரைகிளிசரைடுகள் போன்றவையும் அடங்கும்.

இதயநாள நோயையும் மூளைத் தாக்கையும் கட்டுப்படுத்தும் வழிமுறைகள் உருவாகிவருவதால் வாழ்க்கைமுறை தொடர்பான எல்லா பிரச்சினைகளையும் பற்றி உறுதியான பரிந்துரைகளை வழங்குவதற்கு காலம் வந்துவிட்டது. இருப்பினும், உங்களுடைய அபாயங்களைக் குறைப்பதற்கும் உங்களுடைய வாழ்க்கையின் தரத்தை மேம்படுத்திக் கொள்வதற்கும் இந்தக் குறுநூல் வழங்கும் 8 உறுதியான உத்திகளை இப்போதே நீங்கள் தேர்ந்தெடுத்துக் கொள்ளுங்கள்.

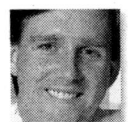

உத்தி 1:
புகைபிடிக்காதீர்

புகையிலைப் புகையில் நாலாயிரத்துக்கும் மேற்பட்ட வேதிப்பொருள்கள் உள்ளன. இதில் பெரும்பாலான வேதிப்பொருள்கள் உங்களுடைய இதயத்துக்கும் மூளைக்கும் இரத்தத்தைக் கொண்டுசெல்லும் இரத்த நாளங்களையும் இதயத்தையும் பாதிக்கக் கூடியவை. உங்களுக்கு மாரடைப்பும் மூளைத்தாக்கும் வரும் அபாயத்தைக் குறைப்பதற்காக நீங்கள் செய்யக்கூடிய மிகச் சிறந்த செயல் புகைபிடிக்காமல் இருப்பதுதான்

பரந்த அளவிலான பாதிப்பு

புகைபிடித்தல் உங்களுடைய இரத்த நாளங்களின் சுவர்களைப் பாதித்து அவற்றில் கொலஸ்டிரால் அடங்கிய பிளாக் என்று அழைக்கப்படும் கொழுப்புப் படிவுகள் படிய வழிவகுக் கிறது. இந்த நிலை நாளம் கடினமாதல் (அதிரோஸ்கிளிரோசிஸ்) என்று அழைக்கப் படுகிறது. புகைபிடித்தல் அதிக அடர்த்தி யுள்ள லிப்போபுரோட்டீன் கொலஸ்டி ராலுக்கும் (எல்டிஎல்) குறைந்த அடர்த்தி யுள்ள லிப்போபுரோட்டீன் கொலஸ்டிராலுக்கும் (எச்டிஎல்) உள்ள விகிதத்தையும் குறைத்துவிடலாம்.

இரத்தத்தில் அதிக அளவு குறைந்த அடர்த்தியுள்ள லிப்போபுரோட்டீன் கொலஸ்டிரால் (கெட்ட கொலஸ்டிரால்) இருப்பது உங்களுக்கு 'நாளம் கடின மாதலின்' அபாயத்தை அதிகரிக்கும். இதற்கு மாற்றாக, இரத்தத்தில் அதிக அளவு அதிக அடர்த்தியுள்ள கொழுப்பு (நல்ல கொலஸ்டிரால்) இருப்பது பாது காப்பானது; ஏனென்றால் அவை இரத்த நாளத்தில் ஏற்படும் கொழுப்புப் படிவுகளைத் தடுக்கும்.

அத்துடன், நீங்கள் புகைக்கும் பீடி-சிகரெட் புகையில் உள்ள நிக்கோடின், உங்கள் இதயம் கடுமையாக இயங்க வேண்டிய அவசியத்தை உருவாக்குகிறது. இவ்வாறு இதயம் கடுமையாக இயங்கு வதால் இரத்த நாளங்களைச் சுருக்கி, அதன் விளைவாக உங்கள் இதயத்துடிப்பு விகிதமும் இரத்த அழுத்தமும் அதிகரிக் கின்றன. பீடி- சிகரெட் புகையில் உள்ள கார்பன் மோனாக்சைடு உங்களுடைய இரத்தத்தில் உள்ள சிறிதளவு ஆக்சிஜனை இடம் மாற்றுகிறது. இதனால், போதுமான ஆக்சிஜனை உடலுக்கு அளிப்பதற்கு உங்களுடைய இதயம் கடுமையாக வேலை செய்ய கட்டாயப்படுத்தப்படுவதால், உங்களுடைய இரத்த அழுத்தமும் அதிகரிக்கிறது.

புகைபிடிப்பதை ஏன் கைவிட வேண்டும்?

நீங்கள் சிகரெட்டுகள் புகைத்தால், புகை பிடிக்காதவர்களுடன் ஒப்பிடும் போது உங்களுக்கு மாரடைப்பு அல்லது மூளைத் தாக்கு வரும் அபாயம் குறைந்தது இரண்டு மடங்கு அதிகம். மேலும் இந்த அபாயம், நீங்கள் ஒவ்வொரு நாளும் புகைக்கும் சிகரெட்டின் எண்ணிக்கைக்கு ஏற்ப அதிகரித்துக்கொண்டே போகும். பீடி, சுருட்டுகள் புகைப்பது, பைப் மூலம் புகைப்பது, புகையிலைப் பொருள்களை மெல்லுவது போன்றவையும் இந்த அபாயத்தை அதிகரிக்கின்றன. ஆனால், சிகரெட் புகைப்பதைவிட சற்றுக் குறைந்த அளவு ஆபத்தானது.

நீங்கள் புகைபிடிப்பதை நிறுத்திய வுடன், உங்களுக்கு இதயநாள நோய் ஏற்படக்கூடிய அபாயம், வியக்கக்கூடிய அளவுக்கு ஓரிரு ஆண்டுகளுக்குள் குறையும். புகைபிடிப்பதைக் கைவிட்டு பத்து ஆண்டுகளுக்குப் பிறகு, உங்களுக்கு மூளைத்தாக்கு ஏற்படக்கூடிய அபாயம் ஏறக்குறைய புகைபிடிக்காமல் இருப்பவருக்கு உள்ள சாத்தியத்தைப் போலவே இருக்கும்.

சரியான அணுகுமுறையைக் கடைப்பிடித்தல்

பெரும்பாலான மக்களுக்கு புகை

பிடிப்பதை முழுமையாக நிறுத்துவதற்குக் குறைந்தது மூன்று அல்லது நான்கு முயற்சிகள் செய்ய வேண்டியதாக உள்ளன. எனினும், ஒவ்வொரு முயற்சியும் உங்களுடைய வெற்றி வாய்ப்புகளை அதிகரிக்கிறது. மீண்டும் அதில் வீழ்ந்தால் அதை ஒரு தோல்வியாகக் கருதாமல், கற்றுக்கொள்வதற்கான வாய்ப்பாகக் கருதுங்கள். இவ்வாறு செய்வதால், மீண்டும் அதில் விழத் தூண்டும் சூழலைத் தவிர்க்கலாம் அல்லது மாற்றிக்கொள்ளலாம்.

புகைபிடிப்பதைக் கைவிட சிறந்த ஒற்றை வழி என்று எதுவுமில்லை. எனினும், முன்கூட்டியே திட்டமிட்டுச் செயல்பட்டால் நீங்கள் வெற்றிபெறுவதற்கான வாய்ப்பு மிகவும் அதிகம்.

● **கைவிட வேண்டும் என்று உறுதி கொள்ளுங்கள்.** நீங்கள் புகைப்பதை நிறுத்துவதற்கு, நேர்மறையாக உள்ள காரணங்கள் அனைத்தையும் பட்டியல் இடுங்கள். அதன்பிறகு, நீங்கள் எடுத்துக் கொண்ட உறுதியைச் செயல்படுத்தத் தேவையானதைப் பின்பற்றுவதற்கு நீங்கள் தயாராக இருக்கிறீர்கள் என்பதை உறுதிப்படுத்திக்கொள்ளுங்கள்.

● **ஒரு தேதியைக் குறிப்பிடுங்கள்.** நாள்காட்டியில் இன்றிலிருந்து இரண்டு வாரங்கள் முதல் ஒரு மாதம் வரை

குறித்து வையுங்கள். உங்கள் வாழ்வில் பிற காரணிகளால் மன அழுத்தத்தை அதிகரிக்கும் நேரங்களைத் தவிர்க்க முயலுங்கள். ஆனால், அதை நிறைவேற்றுவதற்கான செயலூக்கத்துடன் இருங்கள். புகைபிடிப்பதை நிறுத்துவதற்கு உன்னதமான நாள் என்று எதுவும் இல்லை.

- **ஒரு திட்டத்தை வகுத்துக் கொள்ளுங்கள்.** காபி அருந்துதல், தொலைபேசியில் பேசுதல் போன்று புகைபிடிக்கத் தூண்டும் நடத்தைகளை இனம்காணுங்கள். இந்தச் சூழல்களுக்கான உங்களுடைய எதிர்வினையை எவ்வாறு மாற்றுவது என்பது பற்றி முடிவு செய்யுங்கள். புகைபிடிக்கலாம் என்ற எண்ணம் தோன்றும்போது, நடைப்பயிற்சி மேற்கொள்வது அல்லது சூயிங்கம் மெல்லுவது அல்லது ஆரோக்கியமான சிறுதீனியை உண்பது போன்றவை சாத்தியமுள்ள திசை திருப்பிகளாக இருக்கின்றன.

- **நீங்களே உங்களைக் கட்டுக்குள் கொண்டு வாருங்கள்.** நீங்கள் நாள்தோறும் இரண்டு பாக்கெட் பீடி-சிகரெட் புகைப்பவராக இருந்தால், அதை ஒரு பாக்கெட்டுக்கு குறைத்துக் கொள்ளுங்கள். முதல் பாக்கெட் தீரும் வரை, அடுத்த பாக்கெட் வாங்காதீர்கள். நீங்கள் அவ்வளவாக விரும்பாத வேறு

வகை சிகரெட்டுக்கு மாறுங்கள். பாக்கெட்டுகளிலிருந்து உதிரிகளாக குறையுங்கள்

- **ஆதரவு தேடுங்கள்.** உங்களோடு சேர்ந்து உடற்பயிற்சி செய்வதற்கு யாரையாவது துணை சேர்த்துக் கொள்ளுங்கள் அல்லது யாராவது உங்களை ஊக்குவிக்கும் சொற்களைக் கொண்டு அழைக்கச் சொல்லுங்கள். மற்றவர்களின் உதவியை மறுதலிப்பது என்பது உங்களை அல்ல, உங்களுடைய புகைபழக்கத்தைப் பாதுகாக்கவே உதவும். புகைபழக்கத்துக்கு நீங்கள் மிகவும் மோசமாக அடிமையாகியிருந்தால், கலந்தாலோசனையை நாடுங்கள்; ஆதரவுக் குழுவுடன் இணைந்து கொள்ளுங்கள் அல்லது மருத்துவ மனையில் உள்நோயாளியாகச் சேர்ந்து சிகிச்சை பெறுங்கள்.

- **நேர்மறையாகச் சிந்தியுங்கள்.** நீங்கள் ஏன் புகைபிடிப்பதை நிறுத்த வேண்டும் என்பதற்கான உங்களுடைய காரணங்களின் பட்டியலை மறு ஆய்வு செய்து அதில் கவனக்குவிப்புடன் இருங்கள். அதன்பிறகு அதை ஒரு நாளைக்கு ஒன்று என்ற வீதத்தில் செயல்படுத்துங்கள்.

புகைபிடிப்பவர்களின் அருகில் இருப்பவர்களுக்கு ஏற்படும் ஆபத்துகள்

நீங்கள் புகைபிடிக்காவிட்டாலும், பீடி-சிகரெட்டுகள் உங்களுக்கு தீங்கு விளைவிக்கும்.

புகைப்பவர்களின் அருகில் இருந்தாலோ ஏதோ ஒரு வகையில் புகையிலைப் புகையைச் சுவாசிக்க நேர்ந்தாலோ புகைப்பழக்கம் இல்லாத சுமார் 50,000 பேர் அமெரிக்காவில் ஒவ்வொரு ஆண்டும் இறந்துபோவதாக வல்லுநர்கள் கணித்துள்ளனர். நீங்கள் தொடர்ந்து புகையிலையின் புகையைச் சுவாசிக்க நேர்ந்தால், உங்களுக்கும் ஆபத்து அதிகம். பின்வரும் உண்மைகளை கருத்தில்கொள்ளுங்கள்:

- புகைப்பவர்களின் அருகில் இருந்தாலோ ஏதோ ஒரு வகையில் புகையிலைப் புகையைச் சுவாசிக்க நேர்ந்தாலோ ஏறக்குறைய 30 மடங்கு அதிகம் நுரையீரல் புற்று ஏற்படுவதற்குக் காரணமாக இருக்கிறது.

- தொடர்ந்து புகையிலைப் புகையைச் சுவாசிக்க நேரும் சூழலுக்கு உட்பட்ட பெண்களுக்கு மாரடைப்பு வரும் சாத்தியம் இரண்டு மடங்கு ஆகலாம் என்று சுமார் 32,000 பெண் செவிலியர்களை வைத்து நடத்தப்பட்ட ஆய்வில் தெரிய வந்துள்ளது.

- புகைச் சூழலுக்குத் தொடர்ந்து உள்ளாவது இருமல், சளி, நெஞ்சில் அசௌகரியம், நுரையீரல் செயல்பாட்டுத் திறன் குறைவு, அரிப்போடும் சிவந்தும் கண்களில் நீர்வடிதல் போன்ற பாதிப்புகளுக்கு ஆளாக்கும்.

சிகரெட்டுக்கான மாற்றுகள்

மருந்துகள் எடுத்துக்கொள்வது படிப்படியாக நிக்கோடின் அடிமையிலிருந்து விடுபட்டு, புகைபிடிப்பதை நிறுத்திவிடுவதற்கு உதவும் என்பதை ஆய்வு முடிவுகள் தெரிவிக்கின்றன. பின்வரும் வாய்ப்புகள் பற்றியும் அவற்றின் பின்விளைவுகள் பற்றியும் தெரிந்துகொள்வதற்கு, உங்கள் மருத்துவருடன் அல்லது மருந்தாளுநருடன் கலந்து பேசுங்கள்.

நிக்கோடினுக்கான மாற்றுகள்

ஒட்டுவில்லை (பேட்ச்) – நீங்கள் இந்த நிக்கோடின் ஒட்டுவில்லையை மருத்துவரின் பரிந்துரைச் சீட்டு இல்லாமலேயே மருந்துக்கடைகளில் வாங்கலாம். உங்களுடைய தோலின் ஒரு பகுதியில் ஒட்டு வில்லைகளை நீங்கள் ஒட்டிக்கொள்வதன் மூலம் நிக்கோடினை உங்கள் தோல் உறிஞ்சி சீரான அளவில் வழங்கும். ஒட்டுவில்லையின் மருந்தளவை நீங்கள் குறைத்துக்கொண்டே வரும்போது, நிக்கோடின் தோல் வழியாக உட்செல்லும் அளவும் குறையும். பரிந்துரைக்கப்பட்ட சிகிச்சையின் காலத்தைப் பற்றி உங்கள் மருத்துவரிடமோ மருந்தாளுநரிடமோ கேட்டுத் தெரிந்துகொள்ளுங்கள்.

சூயிங்கம் (அதக்கும் பசை) – மருந்துக்கடையில் நேரடியாக, இதை வாங்கிக்கொள்ளலாம். இதை வாயில் போட்டு சிறிது நேரம் மெல்லுங்கள். பின்னர் கன்னத்துக்கும் ஈறுக்கும் இடையில் வைத்துக்கொள்ளுங்கள். அதிலுள்ள நிக்கோடின்

வாயின் உட்புறச்சுவர் வழியாக உறிஞ்சப்படுகிறது. இதைப் பயன்படுத்துவதைக் கொஞ்சம் கொஞ்சமாகக் குறைத்துக்கொண்டே வந்து மூன்றிலிருந்து ஆறு மாதத்திற்குள் முழுமையாக நிறுத்திவிடுங்கள்.

நிகோடின் இனிப்பு மாத்திரைகள் (லோசென்ஞ்) – மருந்துக்கடையில் நேரடியாக வாங்கக்கூடிய இந்த மாத்திரைகளை வாயில் போட்டால், 20-30 நிமிடங்கள் வரை மெதுவாகக் கரையத் தொடங்கும். இதில் உள்ள நிக்கோடின் உங்களுடைய வாயின் உட்புறச்சுவர் வழியாக மெதுவாகச் செலுத்தப்படுகிறது. இதனுடைய பரிந்துரைக்கப்பட்ட அளவு: இரண்டு மணி நேரத்துக்கு ஒன்று வீதம், ஆறு வாரங்களுக்கு. அதன்பிறகு அடுத்த ஆறு வாரங்களுக்கு மாத்திரை எடுத்துக்கொள்ளும் நேரத்தின் இடைவெளியை படிப்படியாக அதிகரித்துக்கொள்ளுங்கள்.

மூக்குத் தெளிப்பான் (நேசல் ஸ்பிரே) – மருத்துவரின் பரிந்துரைச்சீட்டு இருந்தால் மட்டுமே இதை வாங்க முடியும். நீங்கள் மூக்கின் ஒவ்வொரு துவாரத்தின் வழியே நேரடியாக நிக்கோடினைப் பீய்ச்சிக் கொள்ளலாம். இந்தச் சிகிச்சையின் கால அளவு: 6-12 வாரங்கள்.

வாய்வழி உறிஞ்சி (இன்ஹெலர்) – மருத்துவரின் பரிந்துரைச்சீட்டு தந்தால் மட்டுமே இதை வாங்கலாம். இது சிகரெட் அளவில் இருக்கும் ஒரு பிளாஸ்டிக் உருளை. இந்த உருளையினுள் நிக்கோடின் நிரப்பப்பட்ட ஒரு தண்டு இருக்கும். இந்தக் கருவியை வாயில் வைத்து அழுத்தும்போது,

உங்களுடைய வாயின் உட்சுவர் வழியாக நிக்கோடின் ஆவி உறிஞ்சப்படுகிறது. இந்தச் சிகிச்சைக்கான காலஅளவு வழக்கமாக 6-12 வாரங்கள்.

நிக்கோடின் அல்லாத மருந்துகள்

பியூபுரோபியான் (சைபான்) – இது நிக்கோடின் அல்லாத ஒரு மனச்சோர்வுநீக்கி மாத்திரை. இது 'சைபேன்' என்ற வணிகப்பெயரில் சந்தைப் படுத்தப்படுகிறது. இந்த மாத்திரை புகைபிடிப்பதை நிறுத்த உதவுகிறது. இந்தச் சிகிச்சையின் கால அளவு: 7-12 வாரங்கள். மனச்சோர்வு சிகிச்சைக்கு பியூபுரோபியான் 'வெல்பூட்ரின்' என்னும் வணிகப் பெயரிலும் கிடைக்கிறது. ஒரே நேரத்தில் ஒன்றுக்கு மேற்பட்ட வடிவத்தில் 'பியூபுரோபியானை' எடுத்துக்கொள்ளாதீர்.

நீங்கள் அண்மையில் மோனோஅமைன் ஆக்ஸிடேஸ் தடுப்பான் வகை (இதுவும் ஒரு மனச்சோர்வுநீக்கி) மருந்துகளை எடுத்துக் கொண்டிருந்தாலோ வலிப்பு, தலையில் பலத்த காயம், மூளைத்தாக்கு, பசியின்மை நோய் அல்லது தீராப்பசி நோய் போன்ற உடல்நல பாதிப்பு வரலாறு இருந்தாலோ பியூபுரோபியான் மருந்தை எடுத்துக்கொள்ளாதீர். இந்த மருந்து சிலருக்கு இரத்த மிகை அழுத்தத்தை உருவாக்கலாம். குறிப்பாக நிக்கோடின் ஒட்டு வில்லையுடன் பயன்படுத்தினால். எனவே, குறிப்பிட்ட கால இடைவெளியில் உங்களுடைய இரத்த அழுத்தத்தை அளவிட்டுக் கொள்வது மிகவும் அவசியம்.

உங்களுக்கு இரத்த மிகை அழுத்தம், இதய நோய், சிறுநீரக அல்லது கல்லீரல் நோய் இருந்தால் அல்லது நீங்கள் வழக்கமாக மது அருந்தும் பழக்கம் உள்ளவராக இருந்தால் அல்லது தூக்க மாத்திரைகள் அதாவது பென்சோடையஸிபைன் வகை மருந்துகளை (லிப்ரியம், வேலியம், காம்போஸ் போன்றவை) எடுத்துக்கொள்பவராக இருந்தால். பியூபுரோபியான் பயன்படுத்துவதால் உள்ள அபாயங்கள் என்ன என்பது பற்றி உங்களுடைய மருத்துவரிடம் கேளுங்கள். நீங்கள் பியூபுரோபியான் எடுத்துக் கொள்ளும் போது, அதிக அளவு மது அருந்துவதோ சட்டென்று மதுப் பழக்கத்தைக் கைவிடுவதோ உங்களுக்கு வலிப்பு ஏற்படக்கூடிய அபாயத்தை அதிகரிக்கலாம்.

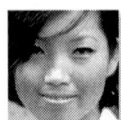

உத்தி 2:
கொழுப்பையும் கொலஸ்டிராலையும் கட்டுப்படுத்துங்கள்

கொலஸ்டிராலும் கொழுப்பும் – குறிப்பாக நிறைவுற்ற கொழுப்புகள் – நிறைந்த உணவுகள், உங்கள் இரத்தத்தில் கொழுப்பையும் கொலஸ்டிராலையும் அதிகரிக்கச் செய்து, 'நாளம் கடினமாதலை (நாளங்களில் கொழுப்புப் படிதல்)' உருவாக்குகிறது. மருந்துகள் உங்களுடைய இரத்தத்தில் உள்ள கொலஸ்டிரால் அளவைக் கட்டுப்படுத்தினாலும் ஆரோக்கியமான ஊட்டச்சத்துள்ள உணவுடன் அன்றாட உடற்பயிற்சியும் இணைந்தால் மட்டுமே அது உங்களுடைய உடலுக்கு ஒரு பாதுகாப்பு அரணை உருவாக்கித் தரும்.

இரண்டு அடிப்படை விதிகள்

உடற்பயிற்சியோடு, உணவில் உரிய மாற்றம் செய்வது உங்கள் இரத்தத்தில் உள்ள கொலஸ்டிரால் அளவை 15% வரையில் குறைக்கலாம். (பார்க்க: உங்களுடைய கொலஸ்டிரால், டிரைகிளிசரைடு அளவுகள் எதைக் காட்டுகின்றன? ப.53)

உங்களுடைய உணவுத் திட்டத்தை மேம்படுத்துவதற்கான விதிகள்:

1. உங்களுடைய அன்றாடக் கலோரியில் 20-35 சதவீதம்வரை கொழுப்பின் அளவைக் குறையுங்கள். பெரும்பாலோருக்கு, இரத்தத்தில் கொலஸ்டிரால் அளவுகளைக் குறைப்பதற்கான மிகவும் திறனுள்ள வழி நிறைவுற்ற கொழுப்புகளும் டிரான்ஸ் கொழுப்புகளும் நிறைந்த உணவுகளைக் (தாவர எண்ணெய்கள்) குறைத்துக்கொள்வதாகும். எல்லா விதமான கொழுப்புகளையும் எடுத்துக் கொள்வதைக் கட்டுக்குள் வையுங்கள். ஆனால் நிறைவுற்ற கொழுப்பை உங்களுடைய கலோரி அளவில் 10 சதவீதத்திற்கும் குறைவாக இருக்குமாறு கட்டுப்படுத்திக் கொள்ளுங்கள். உங்களுடைய இரத்தத்தில் குறைந்த அடர்த்தியுள்ள (கெட்ட) கொலஸ்டிரால் அதிகமாக இருந்தாலோ, உங்களுக்கு இதயநாள நோய் இருந்தாலோ உங்களுடைய அன்றாட கலோரிகளில் நிறைவுற்ற கொழுப்பின் அளவை 7 சதவீதத்திற்கும் குறைவாக இருக்குமாறு உணவு முறையை மாற்றியமைத்துக் கொள்ளுங்கள். உங்களுடைய உணவில் டிரான்ஸ் கொழுப்புகளின் அளவைக் கூடுமானவரை குறைவாக அல்லது உங்களுடைய மொத்த கலோரியில் ஒரு சதவீதத்திற்கும் குறைவாக இருக்குமாறு வையுங்கள்.

ஒருமுறை நிறைவுறாக் கொழுப்பு (மோனோ அன்சாட்சுரேடட் ஃபேட்ஸ்) குறைந்த அடர்த்தியுள்ள லிப்போ புரோட்டீன் (கெட்ட) கொலஸ்டிராலின் அளவைக் குறைக்க உதவும் என்பதற்கு சான்றுகள் பல உள்ளன. எனினும், ஒருமுறை நிறைவுற்றக் கொழுப்புகள் பிற எல்லா வகையான கொழுப்புகளைப் போலவே, ஒரு கிராமில் உள்ள மாவுச் சத்து (கார்போஹைட்டிரேட்) அல்லது புரதத்தின் அளவைவிட இரண்டு மடங்கு கலோரிகள் அதிகமாக இருக்கும் (9க்கு 4 என்னும் வீதத்தில்).

2. உணவில் கொலஸ்டிரால் அளவைக் குறையுங்கள். உங்களுடைய உணவு மூலம் கொலஸ்டிரால் சேரும் அளவை ஒரு நாளைக்கு 300 மில்லி கிராமுக்குக் குறைவாக இருக்குமாறு கட்டுப் படுத்துங்கள். உங்களுக்கு இதயநாள நோயோ உங்களுடைய இரத்தத்தில் குறைந்த அடர்த்தியுள்ள லிப்போ புரோட்டீன் அளவு அதிகமாகவோ இருந்தால், உணவின் மூலம் சேரும் கொலஸ்டிரால் ஒரு நாளைக்கு 200 மில்லிகிராமுக்குக் குறைவாக இருக்குமாறு பார்த்துக்கொள்ளுங்கள். விலங்குகளிலிருந்து தயாரிக்கப்படும் அனைத்து உணவுப் பொருள்களிலும் கொலஸ்டிரால் அடங்கியுள்ள

செறிவூட்டப்பட்ட கொழுப்பு மூலங்களான இதயம், ஈரல், சிறுநீரகம் போன்ற விலங்கு உறுப்புகளின் இறைச்சி, ஆட்டுக்கறி, மாட்டுக்கறி போன்று சிவப்பு நிற இறைச்சி, முட்டையின் மஞ்சள்கரு, வெண்ணெய், கொழுப்பு நீக்கப்படாத பால் மற்றும் பாலாடைக் கட்டி போன்ற வற்றில் கொலஸ்டிரால் அதிக அளவில் இருக்கின்றன.

கொலஸ்டிராலின் அளவைக் கட்டுப்படுத்துவதற்கான ஒரு புதிய அணுகுமுறை உங்களுடைய அன்றாட உணவில் 2-3 கிராம் தாவர ஸ்டீரால்களை (ஃபைட்டோஸ்டீரால்கள் – அல்லது தாவரங்களில் காணப்படும் கொலஸ்டிரால் மாதிரியான கூட்டுப் பொருள்) சேர்த்துக்கொள்வதாகும். ஸ்டீரால்கள் உங்களுடைய உடல் உணவிலிருந்து கொலஸ்டிராலை ஈர்த்துக் கொள்வதைத் தடுக்க உதவுகிறது.

நீங்கள் தொடர்ந்து மார்ஜெரின் போன்ற செயற்கை வெண்ணெய்களைப் பயன்படுத்துவது உங்களுடைய கொலஸ்டிரால் அளவு குறைய உதவும். தாவர எண்ணெய்யிலிருந்து தயாரிக்கப்படும் ஒரு வகை வெண்ணெய் போன்ற பொருளே 'மார்ஜெரின்'. இதில் தாவர ஸ்டீரால்கள் அல்லது ஸ்டேனால்கள் உள்ளன. குறிப்பிட்ட சில வணிகப்பெயர்

ஒமேகா-3 கொழுப்பு அமிலங்களை எடுத்துக் கொள்ளுதல்

சிலவகை மீன்கள் இதயநாள நோயிலிருந்து உங்களைப் பாதுகாக்கலாம். ஏனென்றால், இந்த வகை மீன்களில் ஒமேகா-3 கொழுப்பு அமிலங்கள் மிகுதியாக உள்ளன. இந்த அமிலங்கள் டிரைகிளிசரைடு அளவுகளைக் குறைக்க உதவலாம். இதயத்தின் இயக்கத்தில் எவ்வித இடையூறுகளையும் தடுக்கவும் உதவலாம். இதனால் திடீர் மாரடைப்பால் ஏற்படும் மரணத்தின் அபாயம் குறையும்.

குளிர்ந்த நீரில் வளரும் மீன்களில் ஒமேகா-3 அமிலம் ஏராளமான அளவில் உள்ளது. ஆனால் சில வகை நன்னீர் மீன்களிலும் இந்தக் கொழுப்பு அமிலங்கள் அதிக அளவில் உள்ளன. நெய்த்தோலி, பாஸ் (வரிகளுடைய கடல் மற்றும் நன்னீரில் வாழக்கூடியவை), ஹெர்ரிங், மெக்ரெல், சால்மன், மத்தி, சுறா*, வாள்மீன்*, டிரௌட் (கடல் மற்றும் ஏரிகளில்), டியூனா (வெள்ளை, அல்பகோர், நீல செதில் வகைகள்) போன்ற மீன்களில் ஒமேகா-3 கொழுப்பு அமிலங்கள் மிக அதிக அளவு உள்ளன. குறைந்த கொழுப்புள்ள உணவுத்திட்டத்தின் ஒரு பகுதியாக, இந்த வகை மீன்களை வாரத்துக்கு இரண்டு முறையாவது உண்பது, உங்களுக்கு இதய நாள நோயால் மரணம் ஏற்படும் அபாயத்தைக் குறைக்கலாம். உணவின் ஒரு பரிமாறலில் சுமார் 75 கிராம் மீன் இருக்க வேண்டும்.

கனோலா எண்ணெய், ஆளி விதை (அரைத்ததும் எண்ணெயாகவும்), சோயாபீன்ஸ், வால்நட்

(விதையும் எண்ணெய்யும்) போன்றவை நீங்கள் ஒமேகா-3 கொழுப்பு அமிலங்களைப் பெறக் கூடிய தாவர வகைகளாகும். இவை மிகுந்த பலனை அளிக்கக்கூடியவை.

கொண்ட ஆரஞ்சுப் பழச்சாறுகளிலும் உணவுப்பொருள்களிலும் ஸ்டீரால்கள் கொண்டது என இப்போது கடைகளில் விற்கப்படுகின்றன. இவ்வகையான கொலஸ்டிரால் குறைக்கும் பொருள்கள் மிகவும் பலனுள்ளதாக இருப்பதற்கு அதில் குறிப்பிட்டுள்ள விதத்தில் பயன் படுத்த வேண்டும். அதாவது நிறைவுற்ற கொழுப்பும் கொலஸ்டிராலும் குறைந்த உணவுத் திட்டத்தின் ஒரு பகுதியாக.

உங்களுக்கு இதயநோய் ஏற்படும் அபாயம் அதிகமாக இருந்தால், ஆரோக்கியமான உணவுத் திட்டத்தை பின்பற்றிய பிறகும் உங்களுடைய கொலஸ்டிரால் அளவு அதிகமாக இருப்பின் உங்களுடைய மருத்துவர் கொலஸ்டிரால் அளவைக் குறைக்கும் மருந்தைப் பரிந்துரைக்கலாம்.

நீங்கள் குறைந்த கொழுப்பும் குறைந்த கொலஸ்டிராலும் கொண்ட உணவுகளை எடுத்துக்கொள்வதற்கான வழிகாட்டி

முந்தைய பக்கங்களில் (18-21) கூறப்பட்டுள்ள ஆலோசனையின்படி உங்களுடைய உணவில் கொழுப்பையும் கொலஸ்டிராலையும் கட்டுக்குள் வைப்பதற்கு உதவும் ஒரு வழிகாட்டியை இங்கு பார்க்கலாம். (பார்க்க: அட்டவணை, பக். 30-31).

'முன்னுரிமை' தரவேண்டிய உணவுகளை, உங்களுடைய உணவுத்திட்டத்தின் அடிப்படை யாகக் கொள்ளுங்கள். இந்த உணவுகளில் கொழுப்பும் கொலஸ்டிராலும் முழுமையாக இல்லாமலோ கொழுப்பும் கொலஸ்டிராலும் குறைந்த அளவு மட்டுமே உள்ளதாகவோ இருக்கும்.*

'அவ்வப்போது' உண்ணக்கூடிய உணவுகளை, தினமும் ஒன்று அல்லது இரண்டு வேளை உண்ணுங்கள். அதுவும் மிகக் குறைவான அளவே சாப்பிடுங்கள். இந்த வகை உணவுகளில் மிதமான அளவில் கொழுப்பு அல்லது கொலஸ்டிரால் உள்ளது. 'எப்போதாவது' உண்ணக்கூடிய உணவுகளை, நீங்கள் அப்படி உண்டால் அளவுகளை மிகவும் குறைவாக வைத்து வாரத்தில் ஓரிருமுறை மட்டுமே என கட்டுக்குள் வையுங்கள். இந்த வகை உணவு களில் மிகவும் அதிக அளவு கொழுப்பு அல்லது கொலஸ்டிரால் உள்ளது.

* குறைந்த கொழுப்பு என்பதன் பொருள் ஒரு பரிமாறலில் 3 மில்லிகிராமுக்கு மேல் கொழுப்பு இருக்கக்கூடாது. குறைந்த கொலஸ்டிரால் என்பதன் பொருள் ஒரு பரிமாறலில் 20 மில்லிகிராமுக்கு மேல் கொலஸ்டிராலும் எளிதாக சீரணமாகும் கொழுப்பு (நிறைவுற்ற) 2 கிராமுக்கு அதிகமாகவும் இருக்கக்

கொழுப்புகள்: நல்லதும் கெட்டதும்

ஒருமுனை நிறைவுறாக் கொழுப்புகள் (நல்ல கொழுப்புகள்): இது ஒட்டுமொத்தக் கொலஸ்டிரால் அளவையும் அடர்த்தி குறைந்த லிப்போபுரோட்டீன் - எல்டிஎல் (கெட்ட) கொலஸ்டிரால் அளவையும் குறைக்க உதவுவதோடு ஆக்ஸிஜனேற்றம் (ஆக்சிடேஷன்) ஆவதை எதிர்க்கிறது. ஆக்ஸிஜனேற்றச் செயல்பாடு கொழுப்பையும் கொலஸ்டிராலையும் நாளச் சுவர்கள் ஈர்ப்பதைத் தூண்டுவதோடு, நாளங்களில் கொழுப்புப் படிவு உருவாதலை விரைவுபடுத்துகிறது. இந்த வகைக் கொழுப்புகளை முக்கியமாகக் கொண்டிருக்கும் உணவுப்பொருள்கள்: ஆலிவ், கனோலா, கடலை ஆகியவற்றின் எண்ணெய்கள், பெரும்பாலான பருப்பு வகைகள், வெண்ணெய்ப் பழம் முதலியவை.

பலமுனை நிறைவுறாக் கொழுப்புகள். இது ஒட்டு மொத்த கொலஸ்டிரால் அளவையும் அடர்த்தி குறைந்த லிப்போபுரோட்டீன் - எல்டிஎல் (கெட்ட) கொலஸ்ட்ரால் அளவையும் குறைக்க உதவுகிறது. இந்தக் கொழுப்புகள் எளிதாக ஆக்சிடேஷனுக்கு உள்ளாகக்கூடியவை. இந்த வகைக் கொழுப்புகளை அதிகம் கொண்டிருப்பவை: சஃப்பிளவர், சோளம், சூரியகாந்தி, சோயா, பருத்திவிதை போன்ற தாவர எண்ணெய்கள்.

நிறைவுற்ற கொழுப்புகள். இது ஒட்டுமொத்த கொழுப்பு, அடர்த்தி குறைந்த லிப்போபுரோட்டீன் - எல்டிஎல் (கெட்ட) கொலஸ்டிரால் அளவை அதிகரிக்கச் செய்வதன் மூலம் உங்களுக்கு இதயநோய் வரும் ஆபத்தை அதிகரிக்கிறது. இந்தவகைக் கொழுப்புகளை முக்கியமாகக் கொண்டிருக்கும் உணவுப்பொருள்கள்: சிவப்பு இறைச்சிகள், பெரும்பாலான கொழுப்பு

அடங்கிய வெண்ணெய் உள்ளிட்ட பால்பொருட்கள், முட்டையின் மஞ்சள்கரு, சாக்லேட் (கோக்கோ வெண்ணெய்), அதோடு வெப்ப மண்டலப் பகுதிகளில் அதிகம் பயன்படுத்தப்படும் தேங்காய் எண்ணெய், பனை எண்ணெய் போன்றவை.

டிரான்ஸ் கொழுப்புகள் (இது ஹைட்ரஜனேற்றம் அல்லது ஒரு பகுதி ஹைட்ரஜனேற்றம் செய்யப்பட்ட தாவர எண்ணெய் என்றும் குறிப்பிடப்படுகிறது). இது அடர்த்தி குறைந்த லிப்போபுரோட்டீன் - எல்டிஎல் (கெட்ட) கொலஸ்டிரால் அளவை உயர்த்துவதோடு அடர்த்தி அதிகமுள்ள லிப்போபுரோட்டீன் – எச்டிஎல் (நல்ல) கொலஸ்டிரால் அளவைக் குறைக்கிறது; இதனால் இதயநோயின் அபாயத்தை அதிகரிக்கிறது. இந்த வகைக் கொழுப்புகள் முக்கியமாக கொண்டிருக்கும் உணவுப் பொருட்கள்: வனஸ்பதி, விலங்கு அல்லது தாவரக் கொழுப்பிலிருந்து தயாரிக்கப்படும் வெண்ணெய் – இவை பெரும்பாலும் பிஸ்கெட்டுகள், கேக்குகள், அனல் அடுப்பில் தயாரிக்கப்படும் எல்லா உணவு வகைகள், பலவித மிட்டாய்கள், சாக்லேட்டுகள், வணிகரீதியாகத் தயாரிக்கப்படும் நொறுக்குத் தீனிகள், சிப்ஸ் போன்றவற்றில் பெரும்பாலும் பயன்படுத்தப் படுகின்றன.

சோயா பர்கர் மீண்டும் வந்துவிட்டது...

'பர்கர்' என்பது காய்கறி அல்லது இறைச்சித் துண்டுகள் இடையில் வைத்து வேகவைக்கப்பட்ட, வட்டமான, தட்டை வடிவ ரொட்டி வகை. இது மேற்கத்திய நாடுகளில் மிகவும் முக்கிய துரித உணவாக இருக்கிறது. தற்போது நம் நாட்டிலும் இது இளைஞர்களிடம்

பிரபலமாகி வருகிறது. விலங்குப் புரதத்திற்குப் பதிலாக குறைந்த அளவு 25 கிராம் சோயா புரதத்தைத் தினமும் மாற்றி உண்பது, உங்கள் கொலஸ்டிரால் அளவையும் டிரைகிளிசரைடுகளின் அளவையும் குறைக்க உதவலாம். ஒரு 75 கிராம் சோயா பர்கரும் இரண்டு கோப்பை சோயா பாலும் சேர்ந்து ஏறக்குறைய 30 கிராம் சோயா புரதத்தைக் கொண்டிருக்கிறது.

சோயா பீன்ஸ் ஏராளமான அளவில் நார்ச்சத்தை வழங்குகிறது. அதில் மிதமான அளவு கொழுப்பு இருந்தாலும், அதில் உள்ள எண்ணெய் நிறைவுறாக் கொழுப்பு ஆகும். பெரும்பாலான சோயா பொருட்களில் ஐசோஃபிளவோன்களும் ஃபைட்டோஈஸ்டிரோஜன்கள் என்ற பொருள்களும் உள்ளன. இந்தத் தாவர வகை ஹார்மோன்களுக்கு இரத்த கொலஸ்டிரால் அளவைக் குறைக்கும் தன்மை இருக்கலாம் என்று ஆய்வாளர்கள் சந்தேகிக்கின்றனர்.

நீங்கள் கொலஸ்டிராலைக் குறைப்பதற்கான மருந்து எடுத்துக்கொள்பவராக இருந்தால், மருந்து எடுத்துக்கொள்ளும் அவசியத்தை உங்களுடைய அன்றாட உணவில் சோயா தயாரிப்புகளைச் சேர்த்துக் கொள்வது முற்றிலுமாக நிறுத்திவிட உதவாது. ஆனால், குறைந்த கொழுப்பு உள்ள உணவுத்திட்டத்தின் ஒரு பகுதியாக சில விலங்குப் புரதத்துக்கு மாற்றாக சோயா தயாரிப்புகளை உண்பது ஏற்புடையதாகும்.

(பார்க்க: உங்களுடைய கொலஸ்டிரால், டிரைகிளிசரைடு அளவுகள் எதைக் காட்டு கின்றன? ப.53)

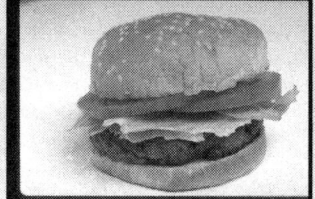

உணவு வகைகள்	'முன்னுரிமை' தர வேண்டியவை
பழங்களும் காய்கறிகளும்	புத்தம்புதிய, குளிர்சாதனத்தில் உறைய வைக்கப்பட்ட அல்லது டப்பாவில் அடைக்கப்பட்ட, வண்ணமயமான பழங் களும் காய்கறிகளும், உங்களுக்கு அனைத்து ஊட்டச்சத்துகளையும் அளிப்பதற்கு (டப்பாவில் அடைக்கப்பட்ட உணவில் அதிக அளவில் சோடியம் – உப்பு – உள்ளது என்பதைக் கவனத்தில் கொள்ளுங்கள்).
உடைக்கப்படாத முழு தானியங்கள் (பிரட், பருப்புகள், அரிசி, பாஸ்தா)	முழு தானியங்களில் தயாரிக்கப்பட்ட ரொட்டிகள், தானியங்கள், முழு தானியச் சப்பாத்தி, சிறுதானிய தோசை, இட்லி, சிவப்பு அரிசி, காட்டரிசி, சாதாரண சோளம் முதலியவை
பால் பொருள்கள் (பால், தயிர், பாலாடைக்கட்டி)	கொழுப்பு நீக்கப்பட்ட அல்லது குறைந்த அளவு கொழுப்புள்ள பால் (1%), கொழுப்பு நீக்கப்பட்ட தயிர், கொழுப்பு இல்லாத, குறைந்த கொழுப்புள்ள பாலாடைக் கட்டிகள் (சீஸ், பன்னீர்)
இறைச்சி, பறவை இறைச்சி, மீன், பயறுகள் (இறைச்சி ஒரு நாளைக்கு 100 கிராமுக்கு மிகாமல்)	கொழுப்பற்ற தசை இறைச்சிகள், மீன், தோலற்ற பறவை இறைச்சி, உலர்ந்த பீன்ஸ், பருப்புகள், முட்டையின் வெள்ளைக்கரு, சோயா பொருட்கள், நீர் நிறைந்த கலனில் அடைக்கப்பட்ட டுனா அல்லது சாலமன் மீன்
கொழுப்புகளும் எண்ணெய்களும் (மிகவும் குறைவாகப் பயன்படுத்துக)	ஒருமுனை நிறைவுறா (தாவர) எண்ணெய்கள் (கனோலா, ஆலிவ், வேர்க்கடலை), பருப்புகள், பலமுனை நிறைவுறா (தாவர) எண்ணெய்கள் (சோளம், சஃபிளவர், சூரிய காந்தி, சோயாபீன்ஸ், எள், பருத்திவிதை), மார்ஜெரின், நிறைவுறா எண்ணெய்கள் கொண்ட சாலட் எண்ணெய்கள்.

'அவ்வப்போது' உண்பவை	'எப்போதாவது' உண்பவை
உருளைக் கிழங்கு, வெண்ணெய்ப் பழம், ஆலிவ், உலர்ந்த பழங்கள், பழச்சாறுகள்	தேங்காய், பொறித்த காய்கறிகள்; பாலாடை, வெண்ணெய் அல்லது எண்ணெய் நிரம்பிய குழம்புகள், பிரியாணி, பொறித்த மீனும் இறைச்சியும்.
முட்டை நூடுல்ஸ், சுத்திகரிக்கப் பட்ட மாவால் செய்யப்பட்ட வெள்ளை பிரட், சுத்திகரிக்கப் பட்ட வெள்ளை அரிசிகள் போன்றவை, வேர்க்கடலை	ரொட்டி, பிஸ்கட், வடை, பஜ்ஜி, பகோடா, பரோட்டா, வறுவல், இனிப்புப் பண்டங்கள், நொறுக்குத் தீனிகள், மைதாப் பொருள்கள்
கொழுப்பு குறைக்கப்பட்ட பால் (2%), பாதி கொழுப்பு நீக்கப்பட்ட பாலாடைக் கட்டிகள் (மொஸரெல்லா, ரிக்கோட்டா) குறைந்த கொழுப்புள்ள தயிர், குளிரூட்டப்பட்ட பால், பாலாடை மிகுதியாக உள்ள பாலாடைக்கட்டி (4%)	கொழுப்பு நீக்கப்படாத பால், தயிர், பாலாடைக்கட்டி ஐஸ்க்ரீம்கள் முதலியவை
குறைந்த கொழுப்புள்ள இறைச்சி, கூனி இறால், சிப்பி வகைகள், எண்ணெயில் பதப்படுத்தப்பட்ட மீன், நிலக்கடலை வெண்ணெய், பருப்புகள், முட்டையின் மஞ்சள் கரு	விலங்குகளின் உறுப்பு இறைச்சி, கொழுப்பு நிறைந்த இறைச்சி வகைகள், விலா எலும்புகள், இறைச்சி நிறைந்த ரொட்டி வகைகள், குழம்பு, கருவாடு, உப்புக்கண்டம்
கிரீம் நிறைந்த சலாட் டிரஸ்ஸிங், மையோனீஸ், குறைந்த கொழுப்பு, புளித்த பாலாடை மற்றும் பாலாடைக் கட்டிகள், செயற்கை வெண்ணெய்கள்	பதப்படுத்தப்பட்ட விலங்கு கொழுப்புகள், வெண்ணெய், நெய், வனஸ்பதி, புளித்த பாலாடை, மார்ஜெரீன், கிரீம், கிரீம் கலந்த பாலாடைக்கட்டி, தேங்காய் எண்ணெய், பனை எண்ணெய், சாக்லேட் உள்ள கோக்கோ வெண்ணெய், நெய்

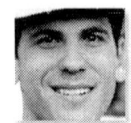

உத்தி 3:

அன்றாடம் உடற்பயிற்சி செய்யுங்கள்

நீங்கள் வழக்கமாக உடற்பயிற்சி செய்தால், தங்களுடைய உடல் உருவத்தைப் பற்றிக் கவலைப்படாமல் உட்கார்ந்தே வேலை செய்பவர்களை விட உங்களுக்கு மாரடைப்பு வரக் கூடிய அபாயம் பாதியளவே இருக்கிறது.

வழக்கமாக உடற்பயிற்சி செய்வது, இதயநோய், புற்றுநோய் உள்ளிட்ட எல்லாப் பிரச்சினைகளிலிருந்தும் மரணத்தின் அபாயத்தைக் குறைக்கிறது. அன்றாடம் உடற்பயிற்சி மேற்கொள் வதன் மூலம், உங்களைவிட 10-20 வயது இளமையான உடற்பயிற்சி செய்யாதவரோடு ஒப்பிடக்கூடிய அளவுக்கு நீங்கள் உடல் தகுதித் திறன் அளவை அடையலாம்.

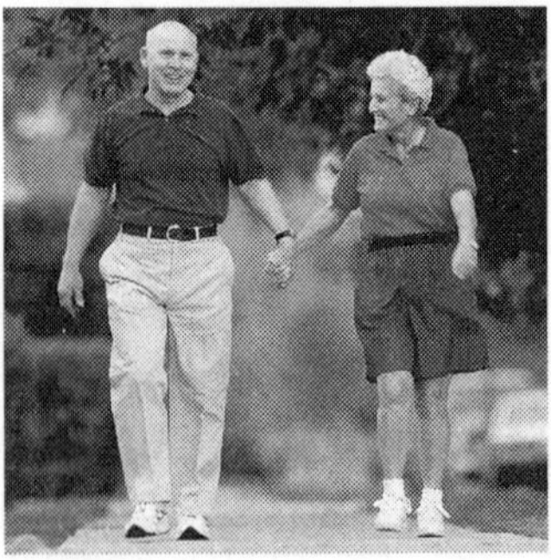

உடற்பயிற்சி எப்படி நீண்ட ஆயுளுக்கு வழிவகுக்கிறது?

வழக்கமாக அன்றாடம் உடற்பயிற்சி செய்வது,

நீங்கள் நீண்டகாலம் வாழ உதவும்:

- உங்களுடைய இதய நாளங்களின் விட்டத்தை அதிகரிக்கச் செய்து, உங்களுக்கு 'நாளம் கடினமாதல்' ஏற்படுவதைக் குறைக்கிறது.

- உங்களுடைய இரத்தத்தில் உள்ள கொலஸ்டிரால் அளவைக் குறையச் செய்கிறது.

- உங்களுடைய இரத்தத்தில் குளுக்கோஸின் (சர்க்கரை) அளவைக் கட்டுக்குள் வைத்திருக்க உதவுகிறது.

- உங்களுடைய இரத்த அழுத்தத்தை சிறிதளவு குறைக்கிறது.

- உங்களுடைய உடல் எடையை கட்டுப்படுத்துவதற்கு உதவுகிறது.

- உங்கள் உடலில் நோய் எதிர்ப்பு மண்டலத்தின் செயல்பாட்டை அதிகரிக்கிறது.

- உங்களுக்கு ஏற்படும் பதற்றத்தையும் மனச்சோர்வையும் குறைக்கிறது.

உங்களுடைய உடல் சார்ந்த செயல்பாட்டை அதிகப்படுத்துங்கள்

நீங்கள் நடுத்தர வயதினராகவோ வயதானவராகவோ இருந்து, வழக்கமாக உடற்பயிற்சி செய்யும் பழக்கம் இல்லாதவராக இருந்தால்

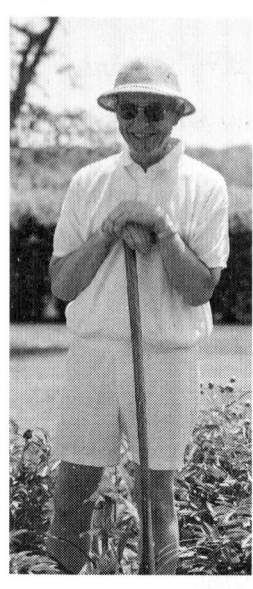

அல்லது உங்களுக்கு ஏதோ ஒரு நாள்பட்ட உடல்நலப் பிரச்சினை இருந்தால், உங்களுக்கு ஏற்ற ஓர் உடற்பயிற்சித் திட்டத்தை வடிவமைத்துக்கொள்வதற்கு உங்களுடைய மருத்துவருடன் கலந்து ஆலோசியுங்கள்.

நீங்கள் படிப்படியாக உடற் பயிற்சியைத் தொடங்குவதற்கு உங்களுடைய வாழ்க்கை முறையில் எளிய மாற்றங் களைச் செய்ய வேண்டும். தோட்டவேலை, மாடிப் படியில் ஏறி இறங்குதல் அல்லது வீட்டின் தரையைக் கழுவிவிடுதல் போன்ற அன்றாடச் செயல்பாடுகள்கூட உங்களுடைய கலோரிகளை எரித்து, உடல்நலன் மேம்பட உதவும். இருப்பினும் இந்தச் செயல்பாடுகள், முறையாக வடிவமைக்கப்பட்ட உடற் பயிற்சித் திட்டத்துக்கு ஈடானவை அல்ல.

ஒரு சரிவிகித உடற்பயிற்சித் திட்டத்தை வடிவமையுங்கள்

உடல்தகுதி என்பது பொதுவாக நான்கு கூறுகளை உள்ளடக்கியுள்ளது: உடல் ஆக்ஸிஜனைப் பயன்படுத்தும் திறன், வலிமை, நெகிழ்வுத்தன்மை,

உடல்எடைக் கட்டுப்பாடு. உங்கள் இதயத்தைப் பாதுகாப்பான நிலையில் வைத்திருக்கவும் ஒட்டுமொத்த உடல் தகுதியை மேம்படுத்தவும் பின்வரும் குறிப்புகளை நினைவில் வையுங்கள்:

- **ஒரு வசதியான நிலையிலிருந்து தொடங்குங்கள்.** நீங்கள் இருக்கும் இடத்திலேயே குறுகிய தூரம் 5-10 நிமிடங்களுக்கு நடைப்பயிற்சி செய்ய முயலுங்கள். தாங்கக்கூடிய அளவுக்கு ஒவ்வொரு முறையும் 5 நிமிடம் கூட்டிக்கொண்டே இருங்கள்.

- **வழக்கமான உடற்பயிற்சித் திட்டத்தைப் பட்டியலிட்டுக் கொள்ளுங்கள்.** ஒரு நாளைக்கு 30-60 நிமிடங்கள், மிதமாக கடுமையான உடலியக்கச் செயல்பாட்டுக்கு இலக்கு வையுங்கள். உடல் எடையைக் குறைப்பதற்கு, படிப்படியாக ஒரு நாளைக்கு ஒரு மணி நேரம் உடற்பயிற்சி செய்யுங்கள்; அது 20 நிமிட உடற்பயிற்சியாக, ஒரு நாளில் மூன்று முறை செய்வதாக இருந்தாலும் பரவாயில்லை.

- **வெவ்வேறு வகையான உடற்பயிற்சி களை உள்ளடக்குங்கள்.** உடல் விரிவு பயிற்சியையும் (நெகிழ்வுத் தன்மைக்கு) நீடித்துழைக்கும் திறன் பயிற்சிகளையும் (உடல் ஆக்ஸிஜனைப் பயன்படுத்தும்

திறனுக்கு) சேர்த்து மூன்று கடுமையான படிநிலைகளைக் கொண்டு செய்யுங்கள் – உடலைச் சூடாக்கும் பயிற்சி, தொடர்ந்து கடும் உடற்பயிற்சி, இளைப்பாறும் பயிற்சி. ஒவ்வொரு முறை உடற்பயிற்சி செய்யும்போதும், இந்த மூன்று நிலைகளைப் பின்பற்றிப் பயிற்சிகளை மேற்கொள்ள வேண்டும். உடலை வலிமையாக்கும் பயிற்சிகளை (எடைதூக்கும் பயிற்சியை) வாரத்துக்கு 2-3 முறை செய்யுங்கள்.

● **காயம் ஏற்படும் அபாயத்தைக் குறைப்பதற்கு உடற்பயிற்சிகளைக் கலந்து செய்யுங்கள்.** உடலின் வெவ்வேறு பகுதிகளின்மீது முக்கியத்துவம் கொடுக்கும் வண்ணம் பயிற்சிகளைக் கலந்து செய்யுங்கள். எடுத்துக்காட்டாக, நீச்சல் பயிற்சி, சைக்கிள் ஓட்டுதல், நடைப்பயிற்சி.

● **அளவுக்கு மீறி உடற்பயிற்சி செய்யாதீர்கள்.** உடற்பயிற்சியை மெதுவாகத் தொடங்கி, படிப்படியாக அதிகப்படுத்திக்கொண்டே வாருங்கள்; அமர்வுகளுக்கு இடையே உங்கள் உடல் இளைப்பாறி மீண்டும் புத்துணர்வு பெறுவதற்கு அவகாசம் அளித்து, பயிற்சிகளைச் செய்து முடியுங்கள்.

உடற்பயிற்சி ஆபத்தானதா?

மாரடைப்புகள் பெரும்பாலும் ஒருவர் ஓய்வாக இருக்கும்போதுதான் தாக்குகிறது - ஏதோ ஒரு செயலைச் செய்துகொண்டிருக்கும்போது அல்ல. மிகவும் கடுமையாக உழைக்கும்போது மாரடைப்பு ஏற்படுபவர்களில் பெரும்பாலோர் உட்கார்ந்தே வேலை செய்யக்கூடியவர்களாக இருக்கின்றனர். அவர்களுக்கு ஏற்கெனவே இதய நோய் இருப்பதோடு, சக்திக்கு மீறிச் செயல்படக் கூடியவர்களாகவும் இருக்கின்றனர்.

நீங்கள் 50 வயதுக்கு மேற்பட்ட பெண்மணி யாகவோ 40 வயதுக்கு மேற்பட்ட ஆணாகவோ வழக்கமாக உடற்பயிற்சி செய்யும் பழக்கம் இல்லாதவராகவோ, இதயநோய், நீரிழிவு போன்ற நாள்பட்ட நோய்ப் பாதிப்பு உள்ளவராகவோ இருந்தால், உடற்பயிற்சியின் பலன்கள் அதிக அளவு கிடைப்பதற்கும் ஆபத்துகளைக் கூடுமானவரை குறைத்துக் கொள்ளவும் உங்கள் மருத்துவரைக் கலந்தாலோசித்து உரிய பரிந்துரைகளைப் பெறுங்கள். அதன்பிறகு பின்வரும் குறிப்புகளைப் பின்பற்றுங்கள்:

- **உடற்பயிற்சி செய்வதை வழக்கமாக்குங்கள்.** எந்த உடல்சார்ந்த செயல்பாட்டிலும் வாரக் கணக்கிலோ மாதக் கணக்கிலோ ஈடுபடாமல் இருந்து விட்டுத் திடீரென்று தீவிரமாக உடற்பயிற்சி செய்வதால் இதயநாள நோயின் அபாயம் அதிகரிக்கும்.

- உடலைச் சூடாக்கும் பயிற்சியையும் இளைப்பாறும் பயிற்சியையும் செய்யுங்கள். இவ்வாறு செய்வதால் உங்களுடைய இதயத்துக்கு அழுத்தத்தையும் தசை உளைச்சல் அபாயத்தையும் குறைக்கிறது.

- உடற்பயிற்சி செய்யுங்கள், போட்டியிடாதீர்கள். பெரும் உடல்திறனும் மனவலிமையும் தேவைப்படும் போட்டி விளையாட்டுகளில் கலந்து கொள்வதைத் தவிருங்கள்.

- நிறையச் சாப்பிட்டப் பிறகு உடற்பயிற்சி செய்வதற்கு இரண்டு அல்லது மூன்று மணி நேரத்திற்கு காத்திருங்கள். உணவுச் செரிமானச் செயல்பாடு நிகழும் நேரத்தில், இரத்தம் உங்களுடைய இதயத்திலிருந்து செரிமான மண்டலத்துக்குப் பெருமளவு திசை திருப்பப்படுகிறது.

- பேசும் சோதனையைச் செய்யுங்கள். உடற்பயிற்சி செய்துகொண்டிருக்கும்போதே உங்களால் பேச முடிந்தால், நீங்கள் உடற்பயிற்சியால் அதிகமாக வருத்திக்கொள்ளவில்லை என்று பொருள்.

- காலநிலைக்கு ஏற்ற உடற்பயிற்சித் திட்டத்தை வடிவமையுங்கள். காலநிலை வெப்பமாகவும் புழுக்கத்தோடும் இருக்கும்போது உடற்பயிற்சியின் வேகத்தையும் தொலைவையும் குறைத்துக் கொள்ளுங்கள்.

- திடீரெனத் தொடங்கி, நிறுத்தும் செயல்பாடுகளைத் தவிர்த்துக் கொள்ளுங்கள். நடைப்பயிற்சி, சைக்கிள் ஓட்டுதல் போன்று தொடர் முயற்சிகள் தேவைப்படும் உடற்பயிற்சிகளில் ஈடுபடுபவதன் மூலம்

உடல் எளிதாகச் சோர்வடைவதைக் கட்டுப் படுத்தலாம்.

- **வாகன நெரிசல் உள்ள இடத்தில் நடைப்பயிற்சி அல்லது ஓட்டப்பயிற்சிகளைச் செய்யாதீர்கள்.** வாகன நெரிசல் உள்ள பகுதியில் கார்பன் மோனாக்சைடு மாசு காரணமாக, உங்களுடைய இதயத்துக்கு செல்லும் ஆக்சிஜன் அளவு குறையும்.

- **உங்களுடைய உடல் சொல்வதைக் கேளுங்கள்.** உங்களுக்குத் தலைசுற்றல், குமட்டல், பலவீனம், சோர்வு, வழக்கத்துக்கு மாறாக மூச்சுவிடுவதில் சிரமம் அல்லது குறிப்பாக நெஞ்சு வலி போன்ற அறிகுறிகள் இருந்தால், உடற்பயிற்சியை உடனடியாக நிறுத்திவிட்டு மருத்துவ உதவியை நாடுங்கள்.

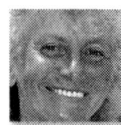

உத்தி 4:

ஆரோக்கியமான உடல் எடையைப் பராமரியுங்கள்

நீங்கள் அதிக எடை உள்ளவராக இருப்பது உங்களுக்கு இரத்த மிகை அழுத்தம், இதயநாள நோய் அல்லது நீரிழிவு வரும் சாத்தியத்தை அதிகரிக்கிறது. நீங்கள் உணவு, உடற்பயிற்சி ஆகியவற்றின் மூலமாக உடல் எடையைக் குறைப்பது, இரத்த அழுத்தத்தைக் குறையச் செய்து, கொலஸ்டிரால் அளவுகள் மேம்பட்டு, உங்களுக்கு மாரடைப்பு அல்லது மூளைத்தாக்கு வரும் அபாயத்தை குறைக்க உதவலாம்.

ஓர் ஆரோக்கியமான எடை என்பது என்ன?

பின்வருவன இருப்பின் உங்களுடைய எடை ஆரோக்கியமானது எனக் கருதிக் கொள்ளுங்கள்:

- உங்களுடைய உடல் எடையின் காரணமாக அல்லது அதனால் மோசமாகக்கூடிய எந்த மருத்துவப் பிரச்சினையும் உங்களுக்கு இல்லை.

- உடல் எடை சார்ந்த மருத்துவப் பிரச்சினை உங்களுடைய குடும்ப வரலாற்றில் இல்லை.

- ஆரோக்கியமான எடை என்று பரிந்துரைக்கப்படும் எல்லைக்குள் உங்களுடைய உடல் எடை இருக்கிறது.

உடல் திண்மக் குறியீட்டின் *(பிஎம்ஐ)* அடிப்படையில் ஆரோக்கியமான உடல் எடை எது என்பதை அமெரிக்கத் தேசிய நலவாழ்வு அமைப்புகள் தங்களுடைய மக்களுக்குப் பரிந்துரைக்கின்றன. உங்களுடைய உடல் எடையை, உங்களுடைய உயரத்தால் வகுப்பதன் மூலம் கிடைப்பதே உங்களுடைய உடலின் திண்மக் குறியீட்டு அளவு ஆகும். இவ்வாறு மறைமுகமாகக் கணக்கிடப் படும் உங்களுடைய உடலில் உள்ள கொழுப்புக்கும் மரண அபாயத்திற்கும் இடையே உள்ள தொடர்பே உங்களு டைய உடல் எடைக்கான பரிந்துரைக்கப் பட்ட எல்லைகளை வழங்குகிறது *(உங்களுடைய உடல் திண்மக் குறியீட்டை கண்டறியவும் அதன் அடிப்படையில் உங்களுக்கு எடை சார்ந்த நோய்களின் அபாயங்களை கண்டறியவும் பார்க்க: உங்களுடைய எடை உடல்நலப் பிரச்சினைகள் ஏற்படும் அபாயத்திற்கு ஆளாக்குகிறதா?, ப. 44)*

உடல் எடையைப் பாதுகாப்பாகவும் நிலையாகவும் குறைத்தல்

உங்களுடைய எடையைக் குறைக்க வேண்டும் என்ற தேவையிருந்தால், அதை ஒரேயடியாக குறைப்பதற்கு உங்களுக்குள்ள வாய்ப்புகளை எவ்வாறு மேம்படுத்தலாம்? இதோ சில

வழிமுறைகள்:

• **ஈடுபாட்டுடன் உறுதி எடுத்துக் கொள்ளுங்கள்.** உங்களுக்காக உங்கள் உடல் எடையைக் குறைப்பதற்கு முயற்சி செய்யுங்கள் - மற்றவர்களை மகிழ்விப்பதற்காக அல்ல. ஓர் உள்ளார்ந்த ஈடுபாட்டுடன், உங்களை நீங்களே ஊக்கப்படுத்திக்கொள்ளுங்கள்.

• **முன்னுரிமை எதற்கு என்பதைத் தீர்மானியுங்கள்.** உங்களுடைய பழக்க வழக்கங்களைச் சட்டென்று மாற்றிக் கொள்வதற்கு மன உறுதியும் உடல் வலிமையும் மிகுந்த அளவில் தேவைப்படும். ஏதோ ஒரு பெரும் பிரச்சினையால் அல்லது பொறுப்புகளால் உங்களுக்கு கவனச்சிதறல் இல்லாதபோது உடல் எடையைக் குறைப்பதற்குத் திட்டமிடுங்கள்.

• **சாத்தியமான இலக்கை நிர்ணயித்துக் கொள்ளுங்கள்.** தற்போது எளிதாக அடையக்கூடிய எடைக்கு முயலுங்கள். எடுத்துக்காட்டாக, நீங்கள் இளைஞராக இருந்த காலத்தில் எளிதாக நிர்வகித்து வந்த உடல் எடையைப் போல. நீங்கள் எப்போதுமே அதிக எடை கொண்டவராக இருந்திருந்தால், உங்களுடைய இரத்த அழுத்தம், ஆற்றல், கொலஸ்டிரால், இரத்தக் குளுக்கோஸ் அளவுகள் போன்றவற்றை மேம்படுத்துவதற்கு

நீங்கள் நினைப்பதுபோல் அவ்வளவு எடையைக் குறைக்க வேண்டிய தேவை இருக்காது. பொதுவாக, எடைக் குறைப்பு என்பது மெதுவாகவும் சீராகவும் நிகழ வேண்டும்.

● **பட்டினி கிடக்காதீர்கள்.** நீங்கள் ஒரு பெண்ணாக இருந்தால் 1200க்கும் ஆணாக இருந்தால் 1400க்கும் குறைவாக உங்களுடைய கலோரியைக் குறைத்துக் கொள்வது பொதுவாக, நீண்டகால அளவில் உங்களுக்குப் போதுமான அளவு உணவை உண்டது போன்ற மனநிறைவை அளிக்காது. 1200 கலோரிக்கும் குறைவாக உண்ணுவது சில ஊட்டச்சத்துகளைப் போதுமான அளவில் கிடைப்பதைக் கடினமாக்குகிறது.

● **சுறுசுறுப்பாக இருக்கத் தொடங்கி, அவ்வாறே நிலைத்திருங்கள்.** எடையைக் குறைப்பதற்கு, கொஞ்சம் கொஞ்சமாக உங்களுடைய உடலியக்கச் செயல்பாட்டை, ஒரு நாளைக்கு 60 நிமிடங்கள் வரை உயர்த்துங்கள். நினைவில் கொள்ளுங்கள்: அதிகமான உடலியக்கச் செயல்பாடு, அதிக நன்மைகளைத் தரும். ஆனால் கூடுதலாகச் செயல்படுவது உங்களுடைய கலோரிகளை எரிப்பதற்கு உதவும். அதாவது எந்தவொரு கூடுதல் செயல்பாடும் கலோரிகளை எரிக்க

உதவும். எடுத்துக்காட்டாக, கூடுமானவரை வாகனத்தில் பயணிப்பதற்குப் பதிலாக நடந்து செல்லுதல்.

உங்களுடைய எடை உடல்நலப் பிரச்சினைகள் ஏற்படும் அபாயத்திற்கு ஆளாக்குகிறதா?

படி 1: உங்களுடைய உடல் திண்மக் குறியீட்டைக் கண்டறியுங்கள்

உங்கள் வீட்டில் வைத்திருக்கும் எடை அளக்கும் கருவி அல்லது உயரத்திற்கு ஏற்ற எடை அட்டவணையைவிட உங்களுடைய உடலில் உள்ள கொழுப்பையும் அதனால் ஏற்படக்கூடிய உடல்நலக் கேடுகளையும் அளப்பதற்கு மிகவும் நம்பிக்கைக்குரியது உடல்திண்மக் குறியீடு. அதிகரிக்கும் உடல் திண்மக் குறியீட்டு எண்கள், அதிகமான இரத்தக் கொழுப்புகள், இரத்த அழுத்தம் ஆகியவற்றோடு இதயநாள நோய், மூளைத்தாக்கு, நீரிழிவு, சில வகைப் புற்றுநோய்கள் போன்ற நோய்கள் வரும் அபாயத்துடன் தொடர்புள்ளதைக் காட்டுகிறது. உங்கள் உடல் திண்மக் குறியீட்டை கண்டறிய 44-45ஆம் பக்கத்தில் தரப்பட்டுள்ள அட்டவணை யைப் பயன்படுத்துங்கள். இடது பக்கத்தில் உங்களுடைய உயரத்தைக் கண்டறிந்த பிறகு உங்களுடைய

எடையைக் கண்டுபிடியுங்கள். உங்களுடைய உடல் திண்மக் குறியீடு நிமிர்நிலை அணிவரிசையில் மேலே கொடுக்கப்பட்டிருக்கும் தடித்த எண்களாகும். (பார்க்க. பக். 46-47)

உடல்திண்மக் குறியீடு ஒரு நல்ல வழிகாட்டி. ஆனால் நிறைவானது அல்ல. எடுத்துக்காட்டாக, கொழுப்பின் எடையைவிட தசையின் எடை அதிகம்; உருண்டு திரண்ட கட்டுடலோடும் சிறந்த உடல்திறனோடும் இருக்கும் பலரின் உடல் திண்மக் குறியீடு கூடுதலாக இருக்கும். ஆனால் அவர்களுக்கு உடல் நலப் பிரச்சினைகளின் அபாயங்கள் குறைவு. நீங்கள் கருவுற்றிருந்தால், உடல்திண்மக் குறியீடு உங்களுக்குப் பொருந்தாது.

● உங்களுடைய உடல்திண்மக் குறியீடு 18.5க்கும் கீழாக இருந்தால், இயல்பாக இருக்க வேண்டிய எடையைவிடக் குறைவாக இருக்கிறீர்கள் என்று பொருள்.

● உங்களுடைய குறியீடு 18.5-22.9க்கும் இடைப்பட்டு இருந்தால், நீங்கள் **ஆரோக்கியமான அளவில்** இருக்கிறீர்கள். மேலும் இது நீங்கள் உடல் எடையைக் குறைக்க வேண்டியதில்லை என்பதையும் தெரிவிக்கிறது. ஆசியாவில் உள்ளவர்களுக்கு உடல் திண்மக்

உடல் திண்மக் குறியீடு								
	19	20	21	22	23	24	25	26
உயரம் (செ.மீ)	எடை (கிலோ கிரோம்)							
147	41	44	45	48	50	52	54	56
150	43	45	47	49	52	54	56	58
152	44	46	49	51	54	56	58	60
155	45	48	50	53	55	57	60	62
157	47	49	52	54	57	59	62	64
160	49	51	54	56	59	61	64	66
163	50	53	55	58	61	64	66	68
165	52	54	57	60	63	65	68	71
168	54	56	59	62	64	67	70	73
170	55	57	61	64	66	69	72	75
172	57	59	63	65	68	72	74	78
175	58	61	64	68	70	73	77	80
178	60	63	66	69	73	76	79	82
180	62	65	68	71	75	78	81	84
183	64	67	70	73	77	80	83	87
185	65	68	72	75	79	83	86	89
188	67	70	74	78	81	84	88	92
191	69	73	76	80	83	87	91	94
193	71	74	78	82	86	89	93	97

ஆதாரம்: நேஷனல் இன்ஸ்டியூட் ஆஃப் ஹெல்த், அமெரிக்கா 1998

உடல் திண்மக் குறியீடு								
27	28	29	30	31	32	33	34	35
எடை (கிலோ கிராம்)								
59	61	63	65	67	69	72	73	76
60	63	65	67	69	72	74	76	78
63	65	67	69	72	74	76	79	81
65	67	69	72	74	77	79	82	84
67	69	72	74	77	79	82	84	87
69	72	74	77	79	82	84	87	89
71	74	77	79	82	84	87	89	93
73	76	79	82	84	87	90	93	95
76	78	81	84	87	90	93	95	98
78	81	84	87	90	93	96	98	101
80	83	86	89	92	95	98	101	104
83	86	89	92	95	98	101	104	107
85	88	92	95	98	101	104	107	110
88	91	94	98	101	104	107	110	113
90	93	97	100	103	107	110	113	117
93	96	99	103	107	110	113	117	120
95	99	102	106	109	113	116	120	123
98	102	105	109	112	116	120	123	127
100	104	108	112	115	119	123	127	130

குறியீடு 23க்கும் கூடுதலாக இருந்தால், உடல்நலப் பிரச்சினைகள் வரும் அபாயத்திற்கு ஆளாகலாம்.

● உங்களுடைய உடல்திண்மக் குறியீடு 23-29.9க்கும் இடைப்பட்டு இருந்தால், நீங்கள் **அதிக எடையோடு** இருக்கிறீர்கள்.

● உங்களுடைய உடல்திண்மக் குறியீடு, 30 அல்லது அதற்கு மேலாக இருந்தால் நீங்கள் **உடல்பருமன்** உள்ளவராக இருக்கிறீர்கள். *(பார்க்க ப.47)*

படி 2: **உங்களுடைய இடுப்பளவை அளவிடுங்கள்.**

உடல்திண்மக் குறியீட்டையும் இடுப்புச் சுற்றளவையும் வழிகாட்டிகளாகக் கொண்டு உங்களுக்கு ஏற்படக்கூடிய உடல்பருமன் சார்ந்த நோய்கள் வரும் அபாயத்தை மதிப்பிடப் பின்வரும் அட்டவணை உதவும்:

தொப்புளில் வைத்து உங்களுடைய இடுப்பளவை அளந்துகொள்ளுங்கள். உடல் திண்மக் குறியீடு 25 அல்லது அதற்கு மேலாக இருக்கும் ஆண்களுக்கு, இடுப்பளவு 90 சென்டி மீட்டருக்கு (35.4 இன்சுக்கு) அதிகமாகவும் இருப்பது உடல்எடை சார்ந்த நோய்கள் வருவதற்கான அதிக அபாயங்களுடன் தொடர்புள்ளதை காட்டுகிறது. உடல்

உங்களுடைய எடை இரத்த மிகை அழுத்தம், அதீத நிணநீர்க் கொழுப்புநோய், இதயநாள நோய், வகை 2 நீரிழிவு போன்றவற்றை ஏற்படுத்தக் கூடிய அபாயத்திற்கு ஆளாக்குகிறதா?

வகை	உடல் திண்மக் குறியீடு* (பிஎம்ஐ)	இடுப்பளவு ஆண்கள்: 90 செமீ (35.4 இன்ச்) அல்லது குறைவாக. பெண்கள்: 80 செமீ (31.5 இன்ச்) அல்லது குறைவாக	இடுப்பளவு ஆண்கள்: 90 செமீ (35.5 இன்ச்) கூடுதலாக பெண்கள்: 80 செ.மீ (31.5 இன்ச்) கூடுதலாக
அதிக எடை	23 - 24.9	கூடுதல் அபாயம்	அதிக அபாயம்
உடல் பருமனுக்கு முன்னிலை	25 - 29.9	அதிக அபாயம்	மிக அதிக அபாயம்
உடல் பருமன் வகை 1	30.0 - 34.9	மிக அதிக அபாயம்	மிக அதிக அபாயம்
உடல் பருமன் வகை 2	35.0 - 39.9	மிக அதிக அபாயம்	மிக அதிக அபாயம்
உடல் பருமன் வகை 3 (நோய் தாக்கிய எடை)	40க்கு மேல்	மிகக் கடுமையான அபாயம்	மிகக் கடுமையான அபாயம்

ஆதாரம்: நேஷனல் மெடிகல் ஜர்னல் ஆஃப் இந்தியா, 2003: 16(1): 3-7

உலகம் முழுவதும் உடல் திண்மக் குறியீடு 25 இயல்பானது என ஏற்றுக் கொள்ளப்பட்டாலும் இந்தியர்களுக்கு இந்தக் குறியீடு அதிகம் எனக் கருதப்படுகிறது. ஏனென்றால், அவர்கள் குறைந்த அளவு உடல் திண்மக் குறியீட்டிலேயே அதிக அளவு கொழுப்பைச் சேர்த்து வைக்கும் போக்கு இருக்கிறது. இது பலவகையான நோய்நிலைகள் உருவாகுவதற்கு உண்மையான பின்காரணியாய் இருக்கிறது.

உங்களுக்கு மாரடைப்போ மூளைத்தாக்கோ ஏற்படாமலிருக்க 8 வழிகள்

திண்மக் குறியீடு 25 அல்லது அதற்கு மேலாக இருக்கும் பெண்களுக்கு, இடுப்பளவு 80 சென்டி மீட்டருக்கு (31.5 இன்சுக்கு) அதிகமாகவும் இருப்பது உடல்எடை சார்ந்த நோய்கள் வரும் ஆபத்து அதிகம்.

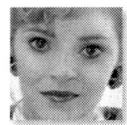

உத்தி 5:

நார்ச்சத்துள்ள உணவை அதிகம் உண்ணுங்கள்

தானியங்கள், பயறுகள் (பருப்புகள், உலர்ந்த பட்டாணிகள், அவரை வகைகள்), பழங்கள், காய்கறிகள் ஆகியவற்றில் இரண்டு வகையான உணவு நார்ச்சத்துகள் உள்ளன - ஒன்று கரையாதது மற்றொன்று கரையக்கூடியது. கரையாத நார்ச்சத்து பெரும்பாலும் முழு தானியங்களில் உள்ளன. இவை மலச்சிக்கலையும், குடல் அழற்சியால் உணவுப் பாதையில் தோன்றும் பைவடிவக்கட்டிகள் (டைவர்டி குளோசிஸ்) உருவாவதையும் தடுக்க உதவுகிறது. அத்துடன் உங்களுக்கு கூடுமான வரை குடல் புற்றுநோய் ஏற்படும் அபாயத்தையும் குறைக்கிறது. ஓட்ஸ், உலர்ந்த பயறுகள், அவரைகள், (ஆப்பிள், ஆரஞ்சு, பம்ளிமாஸ் போன்ற) பழங்கள் போன்றவற்றில் கரையக்கூடிய நார்ச்சத்து உள்ளது. இது இரத்தக் கொலஸ்டிரால் அளவைக் குறைக்க உதவும்.

மேலும், அதிக அளவில் நார்ச்சத்து நிறைந்த உணவை உண்பது, உடல்பருமன் ஆவதைக் குறைப்பதற்கான சாத்தியத்துடன் தொடர்புள்ளது. (பார்க்க: 'நார்ச்சத்து அளவுகள்' ப. 56)

எந்த அளவுக்கு பலனை நீங்கள் எதிர்பார்க்கலாம்?

உங்களுடைய குடலிலுள்ள

கொலஸ்டிரால் தன்னைப் பிணைத்துக் கொள்ளும் திறன் கொண்டது. இது நார்ச்சத்தின் பலன்களைப் பற்றி பரவலாக ஏற்றுக்கொள்ளப்பட்ட ஒரு கோட்பாடு ஆகும். உங்களுடைய மலத்தோடு வரும் நார்ச்சத்து கொலஸ்டிராலையும் தன்னோடு கொண்டு வெளியேறுவதால், உங்களுடைய இரத்தத்தில் கொலஸ்டிரால் அளவுகளைக் குறைக்கிறது.

ஆயினும், நார்ச்சத்துக்குக் கொலஸ்டிராலைக் குறைக்கும் திறன் மிதமானதுதான். அமெரிக்க இதயநோய்க் கழகம் வெளியிட்டுள்ள அறிக்கையின் படி, குறைந்த கொழுப்புச்சத்தும், அதிக நார்ச்சத்தும் உள்ள உணவுகள் அடர்த்தி குறைந்த லிப்போபுரோட்டீன் (எல்டிஎல் – கெட்ட) கொலஸ்டிரால் அளவை சராசரியாக 10 முதல் 15 சதவீதம்வரை குறைக்கிறது. உங்களுடைய கொலஸ்டிரால் அளவுகள் வரம்புக் கோட்டை ஒட்டியோ மிக அதிக அளவுக்கோ இருந்தால், நீங்கள் பெருமளவு நார்ச்சத்து நிறைந்த உணவை உண்பதன் மூலம் அதிக அளவு பலனை அடையலாம்.

கொலஸ்டிராலைக் குறைக்கும் பயன்களைப் பெறுவதற்கு, 5 முதல் 9 கிராம் கரையக்கூடிய நார்ச்சத்து நிறைந்த உணவை உட்கொள்ள முயலுங்கள்.

உங்களுடைய கொலஸ்டிரால், டிரைகிளிசரைடு அளவுகள் எதைக் காட்டுகின்றன?

மொத்தக் கொலஸ்டிரால்	அளவீடுகள் எதைச் சுட்டுகின்றன
*200*க்குக் குறைவாக	ஏற்கத் தக்கது
200 முதல் *239*வரை	வரம்புக்கோட்டுக்குமேல்
240 அல்லது அதற்கு மேலும்	அதிகம்

எல்டிஎல் *(கெட்ட)* **கொலஸ்ட்ரால்**	**அளவீடுகள் எதைச் சுட்டுகின்றன**
*100*க்கும் குறைவாக	விரும்பத்தக்க அளவு*
100 முதல் *129*வரை	விரும்பத்தக்க அளவுக்கு அருகில்
130 முதல் *159*வரை	வரம்புக்கோட்டுக்குமேல்
160 முதல் *189*வரை	அதிகம்
190 அல்லது அதற்கு மேலாக	மிகவும் அதிகம்

ஹெச்டிஎல் (நல்ல) கொலஸ்ட்ரால்	**அளவீடுகள் எதைச் சுட்டுகின்றன******
*40*க்கும் குறைவாக	அதிக அபாயம்
60 அல்லது அதற்கு மேலாக	விரும்பத்தக்க அளவு

டிரைகிளிசரைடுகள்	**அளவீடுகள் எதைச் சுட்டுகின்றன?**
*150*க்கும் குறைவாக	இயல்பான அளவு†
150 முதல் *199*வரை	வரம்புக்கோட்டுக்குமேல்
200 முதல் *499*வரை	அதிகம்
500 அல்லது அதற்கு மேலாக	மிகவும் அதிகம்

ஆதாரம்: அமெரிக்கத் தேசிய கொலஸ்டிரால் கல்வித் திட்டம், வயதுவந்தவர்களுக்கான மருத்துவச் சிகிச்சைகள் குழு III, *2001*.

ஒரு டெசிலிட்டருக்கு எவ்வளவு மில்லிகிராம் (மிகி/டெசிலி) கொலஸ்டிரால் இரத்தத்தில் உள்ளது என்ற விகிதத்தில் அளவுகள் ⇨

மலச்சிக்கல், குடல் அழற்சியால் ஏற்படும் பை வடிவக்கட்டிகள் ஆகியவற்றைத் தடுப்பதற்கும் குடல் புற்றுநோய் ஏற்படக் கூடிய அபாயத்தின் சாத்தியத்தைக் குறைப்பதற்கும் பின்வரும் அளவு நார்ச்சத்து அன்றாடம் எடுத்துக் கொள்வதற்கு இலக்கு வையுங்கள்: 50 வயது அல்லது அதற்குக் குறைந்த பெண்கள் 25 கிராமும், 50 வயதுக்கு மேற்பட்ட பெண்கள் 21 கிராமும், 50 வயது அல்லது அதற்குக் குறைந்த ஆண்கள் 38 கிராம், 50 வயதுக்கு மேற்பட்ட ஆண்கள் 30 கிராமும் நார்ச்சத்து உட்கொள்ள வேண்டும்.

உணவு, இணைவுணவுகளைவிடச் சிறந்தது
வணிக ரீதியாக விற்கப்படும் நார்ச்சத்து நிறைந்த இணைவுணவுகளைவிட

கொடுக்கப்பட்டுள்ளன. எல்டிஎல் என்றால் குறைந்த அடர்த்தியுள்ள லிப்போபுரோட்டீன், ஹெச்டிஎல் என்றால் அதிக அடர்த்தியுள்ள லிப்போபுரோட்டீன். தனிப்பட்ட ஒவ்வொருவரின் உடல்நிலையைப் பொறுத்து ஏற்கத்தக்க அளவு என்பது மாறுபடலாம்.

* மாரடைப்பு, மூளைத்தாக்கு அல்லது பிற இதயநாள நோய்கள் மிகவும் அதிக அபாயமுள்ள நபர்களுக்கு எல்டிஎல் 70க்குக்கீழ் இருப்பது விரும்பத்தக்கது என்று சமீபத்திய ஆய்வு முடிவுகள் தெரிவிக்கின்றன.

** கெட்ட கொலஸ்ட்ரால் உங்கள் இதயநாளங்களில் படியாமல் பாதுகாப்பதற்கு ஹெச்டிஎல் கொலஸ்டிரால் உதவுகிறது. எனவே, ஹெச்டிஎல் பொறுத்தவரை அதிக அளவில் இருப்பது நல்லது. ஆனால் அதிக அளவு மொத்த கொலஸ்டிரால், எல்டிஎல் கொலஸ்டிரால் அல்லது டிரைகிளிசரைடுகள் இருப்பது உங்களுக்கு இதயநாள நோய்கள் வரும் அபாயத்தை அதிகரிக்கலாம்.

† சில மருத்துவர்கள் டிரைகிளிசரைடுகள் அளவு 100க்கும் கீழே இருப்பது மிகச் சிறப்பான இலக்கு என்று கருதுகின்றனர்.

(சப்ளிமெண்ட்ஸ்) உணவிலிருந்து நேரடியாகப் பெறுவதுதான், நீங்கள் நார்ச்சத்து பெறுவதற்கான சிறந்த வழி. அதிக நார்ச்சத்து நிறைந்த உணவுகளில் இருக்கும் ஊட்டச்சத்துகள் போல இணைவுணவுகள் பெற்றிருப்பதில்லை. மேலும், இந்த இணைவுணவுகளின் விலை மிகவும் அதிகம்.

உங்களுக்கு மலச்சிக்கல் பிரச்சினை இருந்து நீங்கள் முழு தானியங்கள், பயறுகள், நார்ச்சத்து நிறைந்த உணவுகளை உண்பதில் தயக்கமோ சிரமமோ இருந்தால் மட்டுமே பொதுவாக மருத்துவர்கள் நார்ச்சத்து நிறைந்த இஸ்பாகுலா ஹஸ்க் போன்ற இணை உணவுகளை பரிந்துரைப்பார்கள். உங்களுடைய இலக்கு கொலஸ்டிராலைக் குறைப்பதாகவும் இருந்தால், கரையும் நார்ச்சத்தான சைல்லியம் அடங்கியுள்ள இணை உணவுகளைச் சேர்த்துக்கொள்ளலாம்.

பெரும்பாலான இணைவுணவுகள் தூள் வடிவிலேயே வருகின்றன. அதை நீங்கள் தண்ணீரில் கலந்து குடிக்கலாம். சில வகை இணைவுணவுகள் பிஸ்கெட், வேஃபர் (மொறுமொறுப்பான மெல்லிய ரொட்டி வகை), மாத்திரைகள், குருணைகள் போன்ற வடிவங்களிலும் கிடைக்கின்றன. நீங்கள் நார்ச்சத்து உட்கொள்வதை

நார்ச்சத்து அளவுகள்

உணவுப் பொருள்கள்	ஒருமுறை பரிமாறும் அளவு	மொத்த நார்ச்சத்து (கிராம்களில்)	கரையும் நார்ச்சத்து (கிராம்களில்)
சிறுநீரக வடிவ பீன்ஸ் விதைகள் (சமைத்தது)	½ கோப்பை	6.9	2.8
கறுப்பு பீன்ஸ் விதைகள் (சமைத்தது)	½ கோப்பை	6.1	2.4
டர்னிப்ஸ்	½ கோப்பை	4.8	1.7
ஆப்பிள் (தோலோடு)	1 நடுத்தர அளவு	3.6	1.2
ஏப்பிரிகாட் (தோலோடு)	4 சிறிய அளவு	3.5	1.8
கிளைகோஸ்	½ கோப்பை	3.5	1.4
பார்ஸ்நிப்	½ கோப்பை	3.3	1.8
ஆரஞ்சு	1 நடுத்தர அளவு	2.9	1.8
ஓட்ஸ் உணவு (உலர்ந்தது)	⅓ கோப்பை	2.8	1.3
புரோக்கோலி/ பச்சை பூக்கோசு (சமைத்தது)	½ கோப்பை	2.6	1.1

அதிகரிக்கும் போது, அதைப் படிப்படியாக உட்கொள்ளத் தொடங்குவதோடு போதுமான அளவு திரவங்களையும் அருந்துங்கள்.

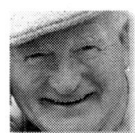

உத்தி 6:

ஆன்டியாக்சிடண்டு நிறைந்த உணவுகளை அதிகம் உண்ணுங்கள்

உங்களுடைய செல்களுக்கு ஏற்படும் ஆக்ஸிஜன் சேதம் (ஆக்ஸிடேசன்) மூப்படையும் பாதிப் புகளுக்கும் சில நோய்கள் தோன்றுவதற்கும் ஓரளவுக்குக் காரணமாகிறது. உங்களுடைய நாளங்களில் உள்ள செல்கள் மிக எளிதாகக் கொழுப்புகளையும் எல்டிஎல் (கெட்ட) கொலஸ் டிராலையும் உறிஞ்சச் செய்யும் இயல்பான வேதிச் செயல்பாடே ஆக்ஸிடேசன் எனப்படும் ஆக்ஸிஜன் சேதம் ஆகும். காலப்போக்கில், ஆக்ஸிஜன் சேதம் நாளங்களில் கொழுப்புப் படிவுகள் ஏற்படுவதை விரைவுபடுத்தி, அதன் விளைவாக உங்களுடைய நாளங்களில் அடைப்புக்கு வழிவகுக்கலாம். இயற்கையாக உங்களுடைய உடலில் உருவாகும் ஆன்டியாக்சிடண்டுகளும் (ஆக்ஸிஜன் இணைவு எதிர்ப்பி) சில வகை உணவில் காணப்படும் ஆன்டியாக்ஸிடண்டுகளும் இந்தச் சேதத்தை ஓரளவுக்குத் தடுக்கின்றன.

உணவே சிறந்த ஆதாரம்

நிறையப் பழங்களையும் காய்கறிகளையும் உண்பதே ஆன்டியாக்சிடண்டுகளைப் பெறுவதற்கான சிறந்த வழி. மேலும் அவற்றில் ஆன்டியாக்சிடண்டுகளைத் தவிர, கரையும் தன்மையுடைய நார்ச் சத்தும் வேறு பல நன்மை பயக்கும்

உங்களுடைய பி-வைட்டமின்களைப் பெறுங்கள்

சில வகை உணவுகளில் காணப்படும் ஆன்டியாக்சிடண்டுகளைத் தவிர, ஃபோலேட் (வைட்டமின் பி$_9$) பிற வைட்டமின்களான பி$_6$, பி$_{12}$ ஆகியவற்றுடன் இணைந்து ஹோமோசிஸ்டீன் எனப்படும் அமினோஅமிலத்தின் அளவுகளை இரத்தத்தில் குறைக்க உதவுகிறது. ஹோமோசிஸ்டீன் அளவுகள் உங்களுக்கு மாரடைப்பும் மூளைத் தாக்கும் வரும் அபாயத்தை அதிகரிக்கலாம். சிட்ரிக் அமிலம் உள்ள (எலுமிச்சை, ஆரஞ்சு போன்ற) பழங்கள், பீன்ஸ், பருப்புகள், விதைகள், கல்லீரல், பசுமையான கீரைகள், காய்கறிகள், செறிவூட்டப்பட்ட பொருட்கள், முழு தானியங்கள் போன்றவற்றில் ஃபோலேட் அதிகம் உள்ளது.

நீங்கள் ஆரோக்கியமாக இருந்து, உங்களுக்கு இதயநாள நோய் வரக்கூடிய அபாயத்தைக் குறைக்க முயல்பவராக இருந்தால், சரிவிகித உணவை உண்பதன் மூலம் தேவையான அளவுக்கு பி வைட்டமின்களை உணவிலிருந்து பெறலாம். ஆனால் நீங்கள் 50 வயதுக்கு மேற்பட்டவராக – குறிப்பாக 65 வயதை அடைந்தவராக இருந்தால் பி-வைட்டமின்களும் பிற வைட்டமின்களும் நிறைந்த பல்வகை வைட்டமின்கள் அடங்கிய இணைவுணவுகளை எடுத்துக் கொள்வதுமூலம், போதுமான அளவில் ஊட்டச்சத்து பெறுகிறீர் என்பதை உறுதி செய்துகொள்ளலாம். ஏனென்றால், மூத்த வயதினருக்கு பி$_6$ வைட்டமின் தேவைகள் அதிகரிப்பதோடு, பி$_{12}$ வைட்டமினை அவர்களுடைய உடல் எளிதாக உறிஞ்சிக்கொள்ளாது. உங்களுக்கு

இதயநாள நோய் இருந்தால், ஃபோலேட் (ஃபோலிக் அமிலம்), பி$_6$, பி$_{12}$ இணைவுணவுகள் எடுத்துக் கொள்வது பற்றி, உங்களுடைய மருத்துவரின் ஆலோசனையைப் பெறுங்கள். இந்த இணை உணவுகள், மாரடைப்போ மூளைத்தாக்கோ ஏற்படக் கூடிய விகிதங்களைக் குறைக்கின்றன என்பது இன்னும் நிரூபிக்கப்படவில்லை.

சத்துப் பொருள்களும் ஏராளமான அளவில் உள்ளன என்பது அண்மைகால ஆய்வில் கண்டுபிடிக்கப்பட்டுள்ளது.

நீங்கள் ஆன்டியாக்சிடண்டுகளைப் பெறுவதற்காக இணைவுணவுகளைச் சார்ந்து இருந்தால், உணவு மட்டுமே உங்களுக்கு வகை வாரியாகவும் கூட்டிணைந்தும் அளிக்கக்கூடிய பல ஊட்டச்சத்து நிறைந்த பொருள்களை தவறவிட்டுவிடலாம். இந்த இணைவுணவு களில் இருக்கும் ஊட்டச்சத்துகள் தனித்தனியாகச் செயல்படுவதைவிட கூட்டாக இணைந்து செயல்படும் போது மட்டுமே உங்களுக்கு உரிய பாதுகாப்பை அளிக்கும் என்று மருத்துவ ஆய்வாளர்கள் தெரிவிக்கின்றனர். ஆன்டியாக்சிடண்டுகள் நிறைந்த இணைவுணவுகள் அளிக்கக்கூடிய பயன்கள் நிரூபிக்கப்படாததால், அவற்றை எடுத்துக்கொள்வது ஆபத்தானதாகவும் இருக்கலாம்.

நீங்கள் ஆன்டியாக்சிடண்டு இணைவுணவுகளை எடுத்துக் கொள்ள வேண்டுமா?

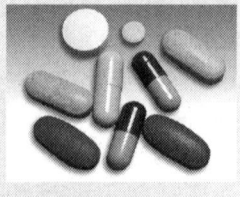

ஆன்டியாக்சிடண்டுகளும் பிற ஊட்டச்சத்துகளும் நிறைந்த பழங்கள், காய்கறிகள், முழு தானியங்கள் போன்றவை உங்களுக்கு இதயநாள நோய் வரக்கூடிய அபாயத்தைக் குறைக்கலாம் என்று பல்வேறு ஆய்வு முடிவுகள் இப்போது தெரிவிக்கின்றன. ஆனால், வைட்டமின் மாத்திரைகளாக எடுத்துக்கொள்ளும், ஆன்டியாக்சிடண்டு இணைவுணவுகள் அதே பலனை அளிப்பதாகத் தெரியவில்லை. இதன் காரணமாக, அமெரிக்க இதயநோய்க் கழகம் ஆன்டியாக்சிடண்டு வைட்டமின் மாத்திரைகளைப் பொதுமக்களுக்குப் பரிந்துரைப்பதில்லை.

வைட்டமின் சி, இ, பீட்டா கரோட்டீன் (வைட்டமின் ஏ-யின் ஒரு வடிவம்) ஆகியவற்றை யும் உள்ளடக்கிய ஆன்டியாக்சிடண்டுகளுக்கு உடல்நலத்தை மேம்படுத்தக்கூடிய தன்மைகள் இருக்கலாம். ஏனென்றால், இது ஆக்சிஜனேற்றிக்கு (ஆக்ஸிடண்ட்) எதிராகச் செயல்படுகிறது. இந்த ஆக்சிஜனாக்கமே ‘நாளம் கடினமாதலுக்கு’ ஒரு முக்கியக் காரணம் என்று பல ஆய்வாளர்கள் நம்புகிறார்கள்.

வைட்டமின் சி, இ அல்லது பீட்டா கரோட்டீன் நிறைந்த உணவுகள், பொதுவாகக் கரையக்கூடிய (நிறைவுற்ற) கொழுப்பு, கொலஸ்டிரால் அளவைக்

குறைவாகவும் நார்ச்சத்தை அதிகமாகவும் பெற்றிருக்கும். எனவே இந்த உணவுகள் உங்களுக்கு இதயநாள நோய் அல்லது மூளைத்தாக்கு வரும் அபாயத்தைக் குறைக்கலாம். ஆனால் பீட்டா கரோட்டீன் இணைவுணவுகளைத் தவிர்த்து விடுங்கள். இவை இதயநோய்க்கு எதிராக எந்தப் பாதுகாப்பையும் தருவதில்லை என்று அண்மைய ஆய்வுகள் தெரிவிக்கின்றன. அத்துடன் பீட்டா கரோட்டினைப் பயன்படுத்திய, புகைபிடிப்பவர் களுக்கும் புகைபிடிப்பதை நிறுத்தியவர்களுக்கும் நுரையீரல் புற்றுநோய், இறப்பு ஆகியவற்றை விளைவிக்கும் அபாயங்கள் அதிகரித்துள்ளதாக, இரண்டு மருத்துவ ஆய்வுகள் தெரிவிக்கின்றன.

இ வைட்டமின் இணைவுணவுகள் இதயநோய் வராமல் தடுப்பதிலோ, அதிக அபாயம் உள்ள இதய நோயாளிகள் பயன்படுத்துவதாலோ குறைவான பலன்தான் கிடைக்கிறது என்று தற்போதைய ஆய்வுகள் தெரிவிக்கின்றன. இது முந்தைய ஆய்வுகளுக்கு எதிரானது. இ வைட்டமின் இரத்தத்தில் உள்ள கொலஸ்டிராலைக் குறைப்பதற்குத் தரப்படும் மருந்துகளின் செயல்பாட்டில் குறுக்கிடலாம் என்று 2001ஆம் ஆண்டு நடத்தப்பட்ட ஒரு சிறு ஆய்வில் (160 பேரை வைத்து) தெரியவந்துள்ளது. இந்தச் செய்தி, *நியூ இங்கிலாந்து ஜோர்னல் ஆஃப் மெடிசின்* என்னும் ஆய்விதழில் வெளியிடப்பட்டுள்ளது. ஆனால், இந்தத் தகவலை உறுதிசெய்வதற்கு மேலும் ஆய்வுகள் தேவைப்படுகின்றன.

நீங்கள் இரத்தத்தின் அடர்த்தியைக் குறைப்பதற்கு வார்பேரின் (கௌமேடின்) போன்ற மருந்துகளை எடுத்துக்கொண்டால் அதிக அளவு இ வைட்டமின் எடுத்துக்கொள்வது இரத்த உறைவைப் பாதிக்கலாம். இதயநோய் வராமல் தடுப்பதில் உடற்பயிற்சி, ஆரோக்கியமான உணவை உண்ணுதல், புகைபிடிக்காமை, இரத்த மிகை அழுத்தத்தையும் அதிகக் கொலஸ்டிரால் போன்ற அபாயக் காரணங்களையும் கட்டுக்குள் வைத்திருத்தல் போன்றவை தரும் பலன்களைவிட மிகவும் குறைவான அளவுதான் இ வைட்டமின் அடங்கிய இணைவுணவுகளில் கிடைக்கும்.

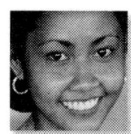

உத்தி 7:
உங்கள் இரத்த அழுத்தத்தைக் கண்காணியுங்கள்

இரத்த மிகை அழுத்தம் மாரடைப்போ மூளைத்தாக்கோ ஏற்படுவதற்கு முக்கியமான அபாயக் காரணி. ஆகையால், உங்களுடைய இரத்த அழுத்தத்தைக் குறைந்தபட்சம் இரண்டு ஆண்டுகளுக்கு ஒருமுறை அல்லது இன்னும் அடிக்கடி சோதித்துப் பார்ப்பது மேலானது. இது மருத்துவ நிலை, உடல்நிலை, குடும்பத்தின் மருத்துவ வரலாறு போன்றவற்றையும் பிற அபாயக் காரணிகளைப் பொறுத்தும் இருக்கிறது. உங்களுக்கு ஏற்கெனவே இரத்த மிகை அழுத்தம் இருந்தால், நீங்கள் வீட்டிலேயே, உங்கள் இரத்த அழுத்தத்தைச் சோதித்துக்கொள்ளலாம். இரத்த அழுத்தத்தை அளக்க உதவும் இரத்த அழுத்தமானி உங்கள் பகுதியில் மருத்துவப் பொருள்கள் விற்கும் கடைகளில் அல்லது மருந்துக்கடைகளில் விற்கப்படுகிறது.

இரத்த அழுத்த இலக்குகளைக் கடுமையாக்கும் மருத்துவ வல்லுநர்கள்

பல ஆண்டுகளுக்கு உங்களுடைய இரத்த அழுத்தம் வரைவெல்லைக்குக் கீழாக இருக்கும்வரை அது 'சரியானது' என்று கருதப்பட்டது. ஆனால் இந்தக் கருத்து இன்று உண்மையானது அல்ல. இரத்த

மிகை அழுத்த முன்நிலை (பார்க்க: கீழே தரப்பட்டுள்ள அட்டவணை) பெரும் பாலும் இரத்த மிகை அழுத்தத்திற்குக் கொண்டு செல்லும் – இது உங்களுக்கு இதயநாள நோய் ஏற்படும் அபாயத்தை அதிகப்படுத்துகிறது – என்பது இப்போது மருத்துவர்களுக்குத் தெரியவருகிறது.

நீங்கள் இரத்த மிகை அழுத்த முன்னிலைப் பரப்புக்குள் அல்லது அதற்கு மேற்பட்ட பரப்பில் இருந்தால், இதய

உங்களுடைய இரத்த அழுத்த அளவீடு

வகைப்பாடு*	இதயச் சுருங்கு நிலையில் (மேல் எண்)		இதயம் விரி நிலையில் (கீழ் எண்)
இயல்பு நிலை	120க்குக் கீழ்	மற்றும்	80க்கு கீழ்
இரத்த மிகை அழுத்தம்	120-139	அல்லது	80-89
நிலை 1 இரத்த மிகை அழுத்தம்	140-159	அல்லது	90-99
நிலை 2 இரத்த மிகை அழுத்தம்	160 அல்லது அதற்கு மேல்	அல்லது	100 அல்லது அதற்கு மேல்

ஆதாரம்: அமெரிக்கத் தேசிய சுகாதாரக் கழகம், 2003. எண்கள் பாதரசம் எவ்வளவு மில்லிமீட்டர் காட்டுகிறது என்பதைக் குறிக்கின்றன (மிமீ பாதரசம்)

* தொடக்கப் பரிசோதனைக்குப் பிறகு நீங்கள் இரண்டு அல்லது அதற்கு மேற்பட்ட முறை மருத்துவரைப் பார்த்ததும், எடுக்கப்படும் இரண்டு அல்லது அதற்கு மேற்பட்ட அளவீடுகளின் (இதயம் இரத்தத்தை வெளியே அனுப்பும்போது சுருங்கு நிலையிலும், இதயம் இரத்தத்தை உள்ளே பெறும் போது விரிந்த நிலையிலும் அல்லது இரண்டு நிலைகளிலும்) சராசரி அடிப்படையில் உங்களுடைய இரத்த அழுத்தம் கணக்கிடப்படுகிறது.

மதுபானம்: பலன்களும் அபாயங்களும்

மிதமான அளவுகளில் மது அருந்துவது, உங்களைப் பாதுகாக்கும் அதிக அடர்த்தியுள்ள லிப்போ புரோட்டின் - ஹெச்டிஎல் (நல்ல) கொலஸ்டிரால் அளவுகளை அதிகரிப்பதோடு உங்களுக்கு இதயநாள நோய் வரக்கூடிய அபாயத்தைக் குறைக்கும் என்றும் மருத்துவ ஆய்வுகள் தெரிவிக்கின்றன. இந்தப் பலன்கள் இருப்பினும், தனிப்பட்ட முறையில் மது ஏற்படுத்தக்கூடிய அபாயங்களை கணக்கில் கொள்ள வேண்டியது முக்கியம்.

மிதமிஞ்சி மது அருந்துவது உங்கள் இரத்த அழுத்தத்தை உயரச் செய்வதோடு குறிப்பாகக் கல்லீரல் போன்ற உறுப்புகளைப் பாதிக்கும். அளவுக்கு அதிகமாக மது அருந்துவது, புற்றுநோய், இரத்தக்கசிவினால் ஏற்படக்கூடிய மூளைத்தாக்கு (இரத்தக்கசிவு அல்லது வெடித்த இரத்தநாளங்களால் ஏற்படக்கூடிய மூளைத்தாக்கு) போன்றவை உள்பட பிற எல்லாக் காரணங்களிலிருந்தும் ஏற்படுத்தக்கூடிய மரணத்தின் அபாயத்தையும் அதிகரிக்கிறது. மிதமான அளவுகளிலும் மது உங்களுடைய உறக்கத்தைப் பாதிப்பதோடு தலைவலி, வயிற்றுப் பொறுமல் (இரைப்பை உள்சவ்வு அழற்சி), நெஞ்செரிச்சல் போன்றவற்றுக்குக் காரணமாக இருப்பதோடு மனச்சோர்வை மேலும் சிக்கலாக்கும்.

மதுபானமும் இரத்த மிகை அழுத்தமும்

மது அருந்துவதைக் குறைப்பதால், உங்களுடைய இரத்த அழுத்த அளவு குறையும். அளவுக்கு

அதிகமாக மது அருந்துபவர்கள், மிதமான அளவுக்குக் குறைத்துக் கொள்வது அவர்களுடைய இதயத்தின் சுருங்குநிலை இரத்த அழுத்தம் ஏறக் குறைய 5 மிமீ பாதரச அளவுக்கும், இதயத்தின் விரிநிலை இரத்த அழுத்தம் ஏறக்குறைய 3 மிமீ பாரதச அளவுக்கும் குறையும்.

ஊட்டச்சத்து நிறைந்த உணவுகளை எடுத்துக் கொள்வதோடு, குறைந்த அளவு மதுவை அருந்துவது பெருமளவு இரத்த அழுத்தத்தைக் குறைக்கும். ஏனென்றால், அதிக அளவு மது அருந்துபவர்கள் அதற்கேற்றவாறு இரத்த அழுத்தத்தைக் கட்டுப் படுத்த உதவும் பொட்டாசியம், கால்சியம், மெக்னீசியம் போன்ற ஊட்டச்சத்து நிறைந்த உணவுகளைச் சாப்பிடுவதில்லை. அதோடு நீங்கள் இரத்த அழுத்தத்தைக் குறைக்கும் மாத்திரை எடுத்துக்கொள்பவராக இருந்தால், மது அருந்துவது மாத்திரையின் செயல்பாட்டில் குறுக்கிடுவதோடு மேலும் பல பக்கவிளைவுகளை அதிகரிக்கும்.

மிதமானதே நல்லது

நீங்கள் மது அருந்தாமல் இருப்பதே சிறந்தது. ஆனால் நீங்கள் மது அருந்துபவராக இருந்தால் அதை மிதமான அளவிலேயே வைத்துக் கொள்ளுங்கள். மிதமான அளவில் மது அருந்துவது என்பதன் பொருள் 65 வயது அல்லது அதற்கு மேற்பட்டவர்களும் கர்ப்பம் இல்லாத பெண்களும் ஒரு நாளைக்கு ஒரு பரிமாறலுக்கு மேல் குடிக்கக் கூடாது. அத்துடன் 65 வயதுக்கு உட்பட்டவராக இருந்தால் இரண்டு பரிமாறல்களுக்கு மேல் குடிக்கக்

கூடாது என வரையறுக்கப்படுகிறது. ஒரு பரிமாறல் மது என்பது 360 மிலி சாதாரண பீர் (150 கலோரிகள்) அல்லது 45 மிலி 80-புரூஃப் ஸ்பிரிட் (100 கலோரிகள்) அல்லது 150 மிலி ஒயின் (100 கலோரிகள்).

நாளை நோய் ஏற்படாமல் தடுப்பதற்கு, உங்களுடைய இரத்த அழுத்த அளவைக் குறைப்பதற்கு நடவடிக்கை எடுக்க வேண்டும் என்பது மிகவும் முக்கியமாகும். இந்தக் குறுநூலில் தரப்பட்டுள்ள உத்தி களைப் பின்பற்றத் தொடங்குவது, ஒரு நல்ல தொடக்கமாக அமையும். பெரும்பாலோர் தங்களுடைய இரத்த அழுத்தம் மிகவும் அதிகமான பிறகுதான், அவர்களுடைய வாழ்க்கைமுறையில் மாற்றங்களைச் செய்கிறார்கள். ஆனால், இரத்த மிகை அழுத்தத்தைக் கட்டுப் படுத்துவது எப்போதுமே எளிதானது அல்ல. அத்துடன் இதன் பொருள் மாரடைப்போ மூளைத்தாக்கோ ஏற்படக் கூடிய அபாயம் மிகவும் அதிகம் என்பதாகும்.

நீங்கள் எவ்வளவு அடிக்கடி இரத்த அழுத்தப் பரிசோதனை செய்துகொள்ள வேண்டும் என்பது பற்றி உங்களுடைய மருத்துவரிடம் கேளுங்கள். உங்களுடைய இரத்த அழுத்தம் தொடர்ந்து அதிகமா கவே இருந்தால், அதைக் குறைப்பதற்கு மருத்துவர் உங்களுக்கு மருந்துகளைப் பரிந்துரைப்பார்.

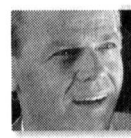

உத்தி 8:

மன அழுத்தத்தைக் கட்டுக்குள் வைத்திருங்கள்

ஒருவருக்கு இதயநாள நோய் உருவாவதில், உளவியல் ரீதியான அழுத்தம் எந்த அளவுக்குத் தாக்கத்தை ஏற்படுத்துகிறது என்பதைச் சோதிப்பதற்கு மிகக் குறைவான ஆய்வுகளே இருக்கின்றன. பிரச்சினையின் ஒரு பரிமாணம் என்னவென்றால் மனஅழுத்தத்தை அளப்பதும் வரையறுப்பதும் ஒரு கடினமான விஷயம். உங்களுக்கு மனஅழுத்தம் விளைவிக்கும் ஒன்று, மற்றவருக்கு உற்சாகமூட்டுவதாக அமையலாம்.

இது குறித்து மேலும் ஆய்வுகள் தேவைப் படுகின்றன என்றாலும், இதயநாள நோய் உருவாவதில் மனஅழுத்தம் ஒரு முக்கியக் காரணியாக இருக்கலாம் என்று கூறப்படுகிறது. பல்வேறு இதயநோய் மறுவாழ்வுத் திட்டங்களில், மனஅழுத்தத்தை நிர்வகிப்பது அல்லது கட்டுக்குள் வைத்திருப்பது ஒரு முக்கியமான கருவியாகப் பயன்படுத்தப்படுகிறது.

மன அழுத்தம் எவ்வாறு உங்கள் இதயத்தைப் பாதிக்கிறது?

பொதுவாக, உங்களுடைய வாழ்வின் எதிர்பார்ப்புகள் உயர்ந்துபோய்; அந்த எதிர்பார்ப்புகளை உங்களால் சமாளிக்க

முடியாமல் போகும்போது, நீங்கள் உணரக்கூடிய அந்த உணர்வுதான் மனஅழுத்தம். உங்களுக்குத் திடீரெனவும் கடுமையாகவும் மனஅழுத்தம் ஏற்படும் போது, அந்தச் சூழலை எதிர்கொள்ள உங்களுடைய உடல் அட்ரினலின் ஹார்மோனையும் கார்டிசோல் ஹார்மோனையும் வெளிவிடுகிறது.

உங்கள் இதயம் வேகமாகத் துடிக்கிறது; சுவாசம் விரைவாக இருக்கிறது; இரத்த அழுத்தம் அதிகரிக்கிறது; நெஞ்சு வலியும் சீரற்ற இதயதுடிப்பும் உங்களுக்கு ஏற்படக்கூடிய வாய்ப்பும் அதிகம்.

சிலருக்கு இந்த எதிர்வினைகள் மிகவும் கடுமையாகி, அவர்களின் இரத்த அழுத்தமும் இதயத்துடிப்பும் மிகவும் அதிகரிக்கும். மனஅழுத்தம் இதுபோலவே தொடர்ந்து இருப்பின் மனஅழுத்த எதிர்வினையில், இரத்த நாளத்தில் இரத்தம் சிறு கட்டிகளாக உறைவது அதிகரித்து, அதன் விளைவாக உங்களுக்கு மாரடைப்பு அல்லது மூளைத்தாக்கு ஏற்படக்கூடிய அபாயத்திற்கு ஆளாக்குகிறது.

மனஅழுத்தத்தைக் குறைக்கும் நடவடிக்கைகள்

மனஅழுத்தத்தைக் குறிப்பாக உணர்த்தும் பொதுக்கூறுகளான தலைவலி,

செரிமானக் கோளாறு, உறக்கமின்மை, வியர்க்கும் உள்ளங்கைகள் போன்ற வற்றுக்கு முக்கியத்துவம் அளியுங்கள். பின்வரும் உத்திகளைப் பின்பற்றி மனஅழுத்தத்தைக் கட்டுக்குள் வைப்பதற்கு கற்றுக்கொள்ளுங்கள்:

● **உங்களால் முடிந்த காரணிகளை மாற்றிக்கொள்ளுங்கள்.** மனஅழுத்தம் விளைவிக்கும் வேலையையோ குடும்பச் சூழலையோ விட்டு, நீங்கள் விலகிப் போய்விட முடியாது இருக்கலாம். ஆனால், அதனால் ஏற்படக்கூடிய கோபத்தையோ சச்சரவுகளையோ எதிர்கொள்ள பிற வழிமுறைகளை வளர்த்துக்கொள்ளலாம். பல்வேறு செயல்முறைகளைப் பயன்படுத்தி உங்களுடைய நேரத்தைப் பயனுள்ள முறையில் நிர்வகிக்கவும் பழகலாம். உங்கள் வீட்டுப் பொறுப்புகளை மற்றவரிடமும் பகிர்ந்து தரலாம். சில வேலைகளைச் செய்ய முடியாது என்று உறுதியாக மறுத்துவிடலாம்.

● **தொடர்ந்து உடற்பயிற்சி செய்யுங்கள்.** உடற்பயிற்சி செய்த பிறகு அட்ரினலின் சுரப்பது குறைந்து இயற்கையாகவே மனஅழுத்த எதிர்வினையை சமன்படுத்தக்கூடும். உடல்ரீதியாக தகுதி உள்ளவர்கள் மனஅழுத்தத்தை நன்கு கையாளுகிறார்கள்.

மனஅழுத்தமா? மூச்சுப்பயிற்சி செய்யுங்கள்

இந்த விரைவான பயிற்சி, உங்களுடைய சுவாசத்தை இளைப்பாறச் செய்வதற்கு உதவும். அது நீங்கள் மனஅழுத்தம் மிகுந்த ஒரு சூழலை எதிர்கொள்ள நேரும்போது, உங்கள்மீது உடனடியாக அமைதி விளைவை ஏற்படுத்தும்.

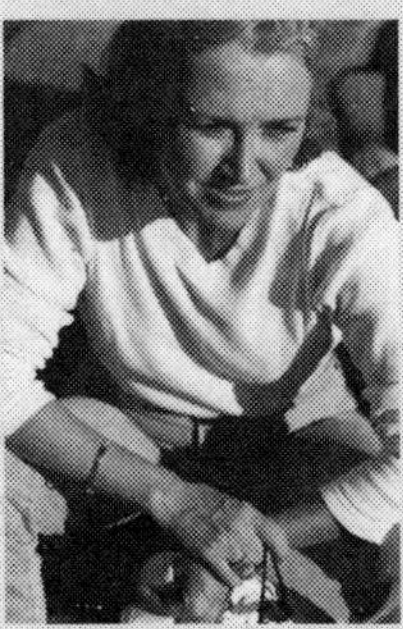

1. ஒன்றிலிருந்து நான்கு வரை எண்ணிக்கொண்டே, மூக்கின் வழியே மெதுவாக மூச்சை உள்ளே இழுங்கள். நீங்கள் உள்ளே இழுத்த, இதமான காற்று உடம்பின் எல்லாப் பகுதிகளுக்கும் பாய்வதுபோல கற்பனை செய்யுங்கள்

2. இடைநிறுத்தம் செய்யுங்கள்.

3. ஒன்றிலிருந்து நான்கு வரை எண்ணிக்கொண்டே, வாய்வழியாக மூச்சை மெதுவாக வெளியே விடுங்கள். உங்கள் பதற்றம் வெளியேறுவது போல கற்பனை செய்யுங்கள்.

4. இடைநிறுத்தம் செய்து, மீண்டும் தொடங்குங்கள். இதுபோல மறுபடியும் தொடர்ந்து பலமுறை செய்யுங்கள்.

● **இளைப்பாறுங்கள்.** ஒருமுகப்படுத்தப் பட்ட கற்பனை, தியானம், தசை யிறுக்கத்தைக் குறைத்தல், ஆழ்ந்த மூச்சுப் பயிற்சி போன்ற செயல்முறைகளைக்

கற்றுக்கொள்வது, நீங்கள் இளைப்பாற உதவும். உங்களுடைய இலக்கு தசை யிறுக்கத்தைக் குறைக்கும்போது இதயத் துடிப்பு விகிதத்தையும் இரத்தஅழுத்த அளவையும் குறைப்பதாக இருக்க வேண்டும்.

படிப்பது, இசை கேட்பது, உங்கள் செல்லப்பிராணியுடன் விளையாடுவது போன்ற உங்களை அமைதிப்படுத்தும் செயல்பாடுகளில் அல்லது பொழுது போக்குகளில் கவனத்தைக் குவிக்கலாம்.

● **நல்ல நண்பரைக் கண்டுபிடியுங்கள்.** புற்றுநோயை எதிர்த்துப் போராடுவதி லிருந்து பிரச்சினை உள்ள உறவைச் சமாளிப்பதுவரை, உங்களுடைய மனஅழுத்தத்தைக் குறைப்பதற்கும் நீண்டநாள் வாழ்வதற்கும் சமூக ஆதரவு மிகவும் அவசியம்.

● **உதவி எப்போது தேவை என்பதைக் கண்டறியுங்கள்.** உங்களுடைய பணியை அல்லது செயல்பாடுகளை செய்யமுடியாத அளவுக்கு மனஅழுத்தம் பாதிக்கிறது என்றால், உங்களுடைய மருத்துவரிடம் அல்லது மனநல மருத்துவரிடம் கலந்தாலோசியுங்கள். அவர் உங்களுக்கு நடத்தை மாறுபாட்டுச் சிகிச்சைக்கு பரிந்துரைக்கலாம். இது உங்களுடைய நோய்க்குறிகள் மீதான கட்டுப்பாட்டைப் பெறுவதற்கு உதவும்.

ஆரோக்கியத்தோடு வாழுங்கள், நலமாக வாழுங்கள்

இந்த எட்டு உத்திகளைப் பின்பற்றுவது, உங்களுக்கு மிகவும் கடினமான ஒரு வேலை போலத் தோன்றலாம். ஆனால் நீங்கள் உறுதி எடுத்துக்கொண்டு, படிப்படியாகச் செயல்படத் தொடங்கினால், உங்களுக்கு மாரடைப்போ மூளைத் தாக்கோ ஏற்படக்கூடிய அபாயத்தைக் குறைப்பது அடையக்கூடிய இலக்காக அமையும்.

உங்களுடைய வாழ்க்கைமுறையை நீங்கள் மேம்படுத்திக்கொண்டே போனால், ஒவ்வொரு படியும் முன்னேற்றத்தைத் தந்து அடுத்த நிலையை வளர்த்தெடுக்க உதவும். கொழுப்பையும் கொலஸ்டிரால் அளவையும் கட்டுப்படுத்துவது இயற்கையாகவே நீங்கள் அதிகமான பழங்களையும் காய்கறிகளையும் உண்ண நேரிடும். இதன் விளைவாக நார்ச்சத்தும் ஆன்டியாக்சிடண்டுகளும் உயரும்போது, உங்களுடைய உடல் எடையைக் கட்டுக்குள் வைக்க உதவும். தொடர்ந்து உடற்பயிற்சி செய்வது ஆரோக்கியமான உடல் எடையைப் பராமரிப்பதற்கும் மன அழுத்தத்தைக் குறைப்பதற்கும் உதவும்.

ஆரோக்கியமான உடல் எடையைப் பராமரிப்பது, உங்களுடைய இரத்த அழுத்தத்தைக் குறைக்கவும், இரத்தத்தில் குளுகோஸின் (சர்க்கரையின்) அளவைக் கட்டுக்குள் வைக்கவும் உதவும். இரத்த அழுத்தத்தைக் கண்காணித்து வருவதும் புகைபிடிக்காமல் இருப்பதும் உங்களுடைய ஆரோக்கிய வாழ்வின் வரைபடத்தை முழுமையாக்கும்.

ஆராக்கியமான உணவும் சுறுசுறுப்பான வாழ்க்கைமுறையும் உங்களை மாரடைப்பிலிருந்தும் மூளைத் தாக்கிலிருந்தும் பாதுகாப்பதற்கு எப்போதுமே போதுமானவை அல்ல. உங்களுக்கு மருந்துகளோ பிற மருத்துவச் சிகிச்சைகளோ தேவைப்படலாம்.

ஆனால் உங்களுடைய உணவுப் பழக்கம், வாழ்க்கைமுறை ஆகிய இரண்டையும் உங்களால் மட்டுமே கட்டுப்படுத்த முடிவும். மேலும் அவை உங்களுடைய உடல்நலப் பிரச்சினை களைத் தடுக்கிறதோ இல்லையோ அல்லது ஒரு நோய்க்கான சிகிச்சையை மேம்படுத்துகிறதோ இல்லையோ, உங்களுடைய ஆரோக்கியத்தையும் சிறப்பான வாழ்க்கையின் தரத்தையும் தீர்மானிப்பதற்கு மிகவும் முக்கிய மானவை ஆகும்.

●

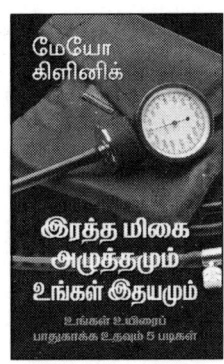

மேயோ கிளினிக்

இரத்தமிகை அழுத்தமும் உங்கள் இதயமும்

உங்கள் உயிரைப் பாதுகாக்க உதவும் 5 படிகள்

தமிழில்
சிவசுப்பிரமணிய ஜெயசேகர்

இரத்த அழுத்தம் ஒரு நோயன்று. அது குறைந்த அழுத்தமாகவோ மிகை அழுத்தமாகவோ மாறும் போதுதான் நோயாகிறது. இரத்த மிகை அழுத்தம் இன்று வயது வேறுபாடு பாராமல் ஒவ்வொருவரின் வீட்டுக் கதவையும் தட்டுகிறது. யாரும் எந்த நேரமும் இந்த விலங்கின் மரணப்பிடியில் சிக்கலாம். உடனிருந்து கொல்லும் நோயான இந்த இரத்த மிகை அழுத்தம் எதனால் வருகிறது, அதை வராமல் தடுப்பது எப்படி, ஒருவேளை வந்துவிட்டாலும் அதிலிருந்து மீள்வது எப்படி போன்ற அரிய தகவல் களை இந்நூல் வழங்குகிறது.

இரத்த மிகை அழுத்தத்தை நீக்கி, இதயத்தைக் காப்பாற்றுவதற்கு உலகப் புகழ்பெற்ற மேயோ கிளினிக் பரிந்துரைக்கும் 5 படிகளை விளக்கும் இந்த நூல், ஒவ்வொருவர் கையிலும் இருக்க வேண்டிய நலக்கையேடு.

பக்கம்: *80*   விலை: ₹ 40

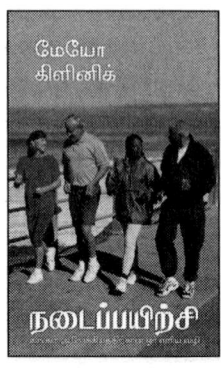

மேயோ கிளினிக்

நடைப்பயிற்சி

உங்கள் ஆரோக்கியத்திற்கான ஓர் எளிய வழி

தமிழில்
சிவசுப்பிரமணிய ஜெயசேகர்

மகத்தான விஷயங்கள் யாவும் எளிமையானவை. நடைப்பயிற்சியும் அப்படித்தான். பார்ப்பதற்கு எளிமையானதாகத் தோன்றும் நடைப்பயிற்சி மகத்தான நன்மைகள் கொண்டதாகும். நடைப்பயிற்சி நம்மை உடல்நலம் எனும் பாதையில் நடத்திச் செல்கிறது; முறையான நடைப்பயிற்சி வாழ்நாளை அதிகரிக்கச் செய்கிறது; மூட்டழற்சி, புற்றுநோய், மாரடைப்பு, எலும்புச்சிதைவு போன்ற நோய்கள் வராமல் தடுக்கிறது. அமெரிக்காவின் புகழ்பெற்ற மேயோ கிளினிக் வெளியிட்ட நூலின் தமிழ் மொழி பெயர்ப்பான இந்நூல், நடைப்பயிற்சி பற்றியும், அதைச் செய்யும் முறைகள் குறித்தும், நடைப்பயிற்சி வழங்கும் நன்மைகள் பற்றியும் எளிமையான நடையில் விளக்குகிறது.

பக்கம்: 64 விலை: ₹ 40

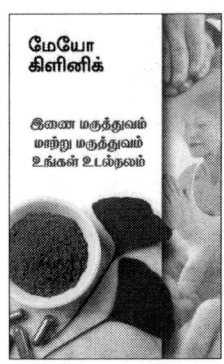

மேயோ கிளினிக்

இணை மருத்துவம் மாற்று மருத்துவம் உங்கள் உடல்நலம்

தமிழில்
க. பூரணச்சந்திரன்

எளிதில் புரியக்கூடிய, எல்லாரும் பயன்படுத்தக்கூடிய இந்தக் குறுநூல் இணை, மாற்று மருத்துவ முறைகளில் எவை உதவும் எவை உதவமாட்டா என்பன தொடர்பாக மிகவும் அண்மைத் தகவல்களைத் தருகிறது. குறிப்பிட்ட மூலிகை இணைவுகள், வைட்டமின்கள், தாதுப் பொருள்கள், அக்குபங்சர், யோகா, தை சீ, பிடித்துவிடுதல் (மசாஜ்) முறைகள் ஆகியவற்றின் நன்மைகள், இன்னும் எதை எதிர்பார்க்கலாம் ஆகியன தொடர்பாக மேயோ கிளினிக் சிறப்பு மருத்துவர்கள் நடைமுறைசார் அறிவுரைகளை இந்நூலில் வழங்குகிறார்கள். மேயோ கிளினிக்கின் மாற்று மருந்துகள் பற்றிய இந்நூல், அலோபதி மருந்துகளில் சிறந்தவற்றை இணை, மாற்று மருத்துவ முறைகளில் சிறந்தவற்றோடு இணைத்துப் பொதுவான நோய்களின் சிகிச்சைக்கு நடைமுறை அறிவுரைகளையும் வழங்குகிறது.

பக்கம்: 64   விலை: ₹ 40

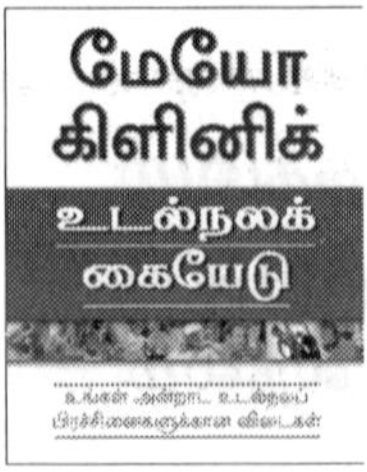

மேயோ கிளினிக்
உடல்நலக் கையேடு

ஃபிலிப் ஹாகென் எம்டி

பதிப்பாசிரியர்
சிவசுப்ரமணிய ஜெயசேகர்

சிக்கலான மருத்துவப் பிரச்சினைகளை விரிவாக ஆராய்ந்து, அதற்கான சிகிச்சைகளை மேற்கொள்வது மேயோ கிளினிக்கின் தனிச்சிறப்பு. இதனை 100 ஆண்டுகளுக்கு மேலாகத் தொடரும், உலகப் புகழ்பெற்ற மேயோ கிளினிக்கின் நிபுணத்துவம், இப்போது தமிழில், உங்களுக்குப் புரிந்துகொள்வதற்கு எளிதான, தகுதியான இக்கையேட்டின் மூலம் கிடைக்கிறது. நம்பத்தகுந்த இந்தக் கையேட்டில் இன்றைய 150க்கும் மேற்பட்ட பொதுவான உடல்நலப் பிரச்சினைகள் பற்றிய நடைமுறைத் தகவல்கள் உள்பட உங்களுக்குத் தேவைப்படும் ஏராளமான விவரங்கள் இடம்பெற்றுள்ளன.

காய்ச்சல் எப்போது அபாயகரமானதாக இருக்கிறது? • முதுகு வலியைத் தடுப்பது எப்படி? • தலைவலியை எவ்வாறு தவிர்ப்பது? • தோலில் இருப்பது மச்சமா அல்லது புற்றுநோயா? • மாமோகிராம் யாருக்கு தேவை? எப்போது? • உங்களுக்கு மாரடைப்பு ஏற்படுவதைத் தவிர்ப்பது எப்படி? • உங்களுடைய ஆரோக்கியமான உடல் எடை எது? • மனஅழுத்தத்தைத் தவிர்ப்பது எப்படி? • நல்ல மருத்துவரைத் தேர்ந்தெடுப்பது எப்படி? • மருத்துவ முறைகளை எப்படிக் கையாளுவது? • வீட்டில் மருத்துவப் பரிசோதனை – நல்லதா? கெடுதலா? • உணவுடன் இணைத்து உண்ணத் தகுந்தவை எவை? • மாற்று மருத்துவத்தை எவ்வாறு மதிப்பீடு செய்வது?

பக்கம்: 504   விலை: ₹ 330

நீரிழிவுக்கு எதிரான சிறந்த ஆயுதம்
அதைப் பற்றிய அறிவே!
உலகப் புகழ்பெற்ற அமெரிக்க
மருத்துவமனையின் நிபுணத்துவம்
இப்பொழுது தமிழில்...
மேயோ
கிளினிக்
நீரிழிவைச்
சமாளிப்பது எப்படி?
எவ்வாறு
தடுக்கலாம்
கட்டுப்படுத்தலா
நலமுடன்
வாழலாம்
நலவாழ்வு
எல்லாருக்கும்
நூலைப் பெற அழையுங்கள்: 04332 273444
இது ஓர் அடையாளம் வெளியீடு

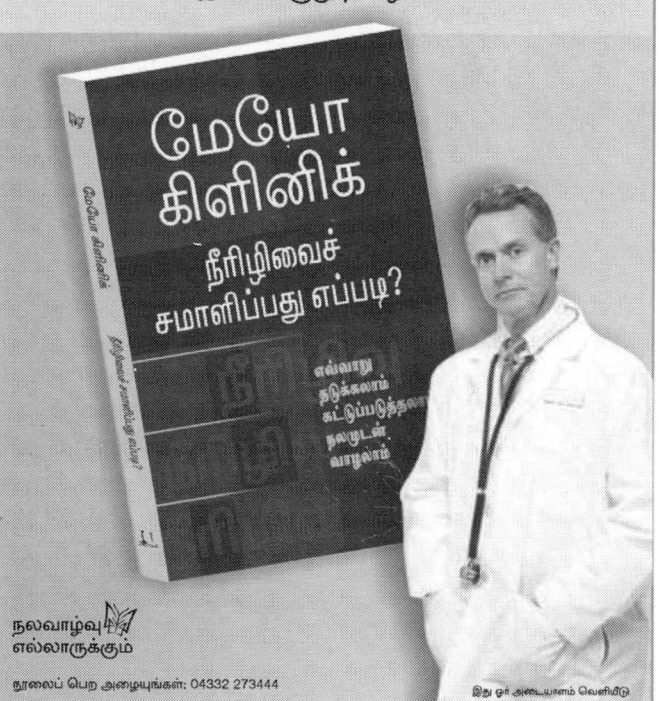